Easy Pilates training

Für jedes Alter • An jedem Ort • Zu jeder Gelegenheit

Mina Stephens

Aus dem Englischen von
Marion Zerbst

Osteopathische Beratung:
Sean Durkan

Illustrationen:
Juliet Percival

IRISIANA

Die Inhalte des Buches wurden von der Verfasserin nach bestem Wissen erstellt und mit größtmöglicher Sorgfalt geprüft. Sie bieten jedoch keinen Ersatz für eine kompetente medizinische Beratung. Weder Autorin noch Verlag können für eventuelle Nachteile oder Schäden, die aus den im Buch gegebenen Hinweisen resultieren, eine Haftung übernehmen.

Die Originalausgabe erschien 2008 unter dem Titel *Easy Pilates* bei
Connections Book Publishing Limited

Bibliografische Information der Deutschen Bibliothek:
Die Deutsche Bibliothek verzeichnet diese Publikation in der Deutschen Nationalbibliografie; detaillierte bibliografische Daten sind im Internet unter http://dnb.ddb.de abrufbar.

Übersetzung: Marion Zerbst
Umschlaggestaltung: Weiss / Zembsch / Partner, Werkstatt München
Printed in China

ISBN 978-3-7205-5049-9

Inhalt

Einführung

Anfang des 20. Jahrhunderts entwickelte Joseph Pilates ein innovatives Fitnesssystem auf der Basis östlicher und westlicher Körperübungen. Die Pilates-Methode hatte großen Einfluss auf unsere modernen Vorstellungen von geistig-körperlicher Fitness.

Ich praktiziere Pilates seit über zwanzig Jahren und habe dabei selbst beobachten können, wie dieses Übungssystem von der Biomechanik des Sports und leider auch von der passiven Lebensweise beeinflusst wurde, die viele Menschen sich mittlerweile angeeignet haben. Doch egal in welcher Variante Pilates uns begegnet – die wichtigsten Prinzipien der ursprünglichen Lehren von Joseph Pilates bleiben stets dieselben.

Dieses Buch stellt eine moderne Interpretation der traditionellen Pilates-Methode dar: Es ist Pilates in seiner einfachsten, für jedermann verständlichen Form. Die Übungen sollen Ihnen helfen, Ihren Körper und Ihr Wohlbefinden unter Kontrolle zu bekommen.

Pilates ist eine sichere und wirksame Übungsmethode, die man sowohl zu Hause als auch in der Gruppe praktizieren kann. Durch regelmäßiges Üben können Sie Ihre Haltung verbessern und die Muskeln in Ihrer Körpermitte stärken. Auch auf Atmung, Durchblutung, Beweglichkeit und Körperkoordination wirken sich die Übungen positiv aus.

Sie brauchen dazu nur eine Gymnastikmatte und genügend Platz, um sich auf den Boden zu legen. Außerdem ist es sinnvoll, ein kleines Handtuch griffbereit zu haben, um es sich bei manchen Übungen als Kopfstütze unter den Nacken zu legen. Für schwangere Frauen und Menschen mit gravierenden Nacken- oder Rückenproblemen eignet sich dieses Fitnessprogramm allerdings nicht. Falls Sie Fragen oder Bedenken haben sollten, fragen Sie bitte Ihren Arzt um Rat.

Wie man mit diesem Buch arbeitet

Die Übungssequenzen sind so konzipiert, dass sie sich selbst in den vollsten Terminplan gut einbauen lassen. Am besten, Sie planen zwei- bis dreimal pro Woche eine feste Zeit dafür ein und halten sich dann auch daran! Ich habe festgestellt, dass diejenigen, die am engagiertesten sind und jede Woche zur selben Zeit zum Üben in mein Studio kommen, auch am raschesten Resultate erzielen.

Beginnen Sie mit der 45-Minuten-Sequenz. Sie dient dem Aufbau von Ausdauer und Körperbewusstsein und trainiert und dehnt sämtliche Muskeln Ihres Körpers. Als Nächstes können Sie sich mit den kürzeren Übungssequenzen beschäftigen: Die **20-Minuten-Aufwachsequenz** bringt Sie morgens in Schwung und wirkt doch gleichzeitig entspannend. Wenn Sie unter Verspannungen in Schultern, Nacken oder Kreuz leiden, können Sie diese Problembereiche mit einer der entsprechenden **10-Minuten-Trainingssitzungen** dehnen und kräftigen.

Das aufklappbare Cover des Buches zeigt die Übungen der Reihe nach. Sie können es an dem Platz, wo Sie normalerweise Ihre Pilates-Übungen machen, als Gedächtnisstütze an die Wand hängen oder kleben.

Um die beste Wirkung zu erzielen und – was noch wichtiger ist – sich bei den Übungen nicht zu verletzen, müssen Sie sich beim Üben auf Ihre Atmung und Ihre Haltung konzentrieren. Bitte lesen Sie die folgenden Informationen gründlich durch, ehe Sie eine der Übungen ausprobieren.

Tiefenatmung

Die richtige Atmung ist beim Pilates ganz besonders wichtig. Dazu müssen Sie lernen, mit dem Zwerchfell – dem wichtigsten Atemmuskel – zu atmen. Denn wenn Sie in den oberen Bereich des Brustkorbs hineinatmen und dabei die Schultern hochziehen (also Ihre zweitwichtigsten Atemmuskeln einsetzen), verspannen Sie dabei unwillkürlich Ihre Schulter- und Nackenmuskulatur. Atmen Sie stets so ein, dass Ihr Bauch sich dabei automatisch nach außen wölbt. Beim Ausatmen sollte Ihre Bauchdecke dann wieder nach innen in Richtung Wirbelsäule sinken.

Bei den Pilates-Übungen sollten Sie durch die Nase ein- und durch den Mund ausatmen. Atmen Sie langsam und tief ein, sodass Ihre Lungen sich weiten und bis nach unten mit Luft füllen und Ihr Brustkorb sich nach allen Seiten dehnt. Beim Ausatmen spannen Sie den Beckenboden (die Muskeln, mit deren Hilfe Sie Kontrolle über Ihre Harnblase ausüben) an und ziehen den Bauch ein, als wollten Sie einen Gürtel um Ihre Taille enger schnallen. Das aktiviert die Muskeln in Ihrer Körpermitte (Beckenboden, tiefe Bauch- und Rückenmuskulatur, *siehe gegenüberliegende Seite*). Zwischen der richtigen Atmung und der Aktivierung dieser Muskeln besteht ein enger Zusammenhang.

Ebenso wichtig ist es, Becken und Schultern beim Üben in einer neutralen Haltung zu stabilisieren, damit Sie sich keine Verletzungen zufügen. Ihr Rücken sollte beim Üben seine natürlichen Wölbungen beibehalten (dies bezeichnen wir als »neutrale Wirbelsäulenposition«). Das trägt zur Stärkung der Haltungsmuskeln in Ihrer Körpermitte bei und dehnt gleichzeitig Wirbelsäule, Arme und Beine. Was bedeuten die Pfeile?

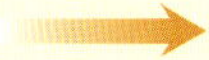

Ein durchgezogener Pfeil sagt Ihnen, dass Sie den betreffenden Körperteil in die gezeigte Richtung bewegen sollen.

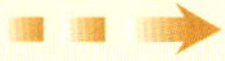

Ein durchbrochener Pfeil bedeutet, dass der betreffende Körperteil in einer bestimmten Position bleiben soll.

Die wichtigsten Muskeln beim Pilates

VORDERANSICHT

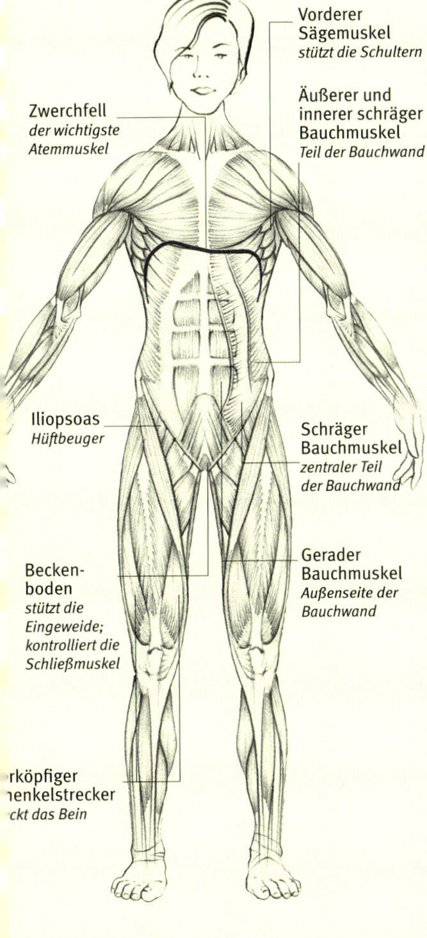

RÜCKANSICHT

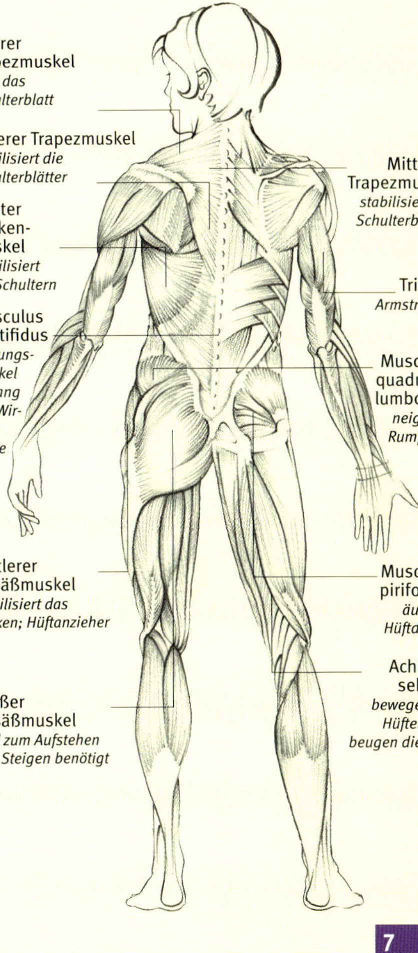

Komplette Übungssequenz

45-MINUTEN-TRAINING

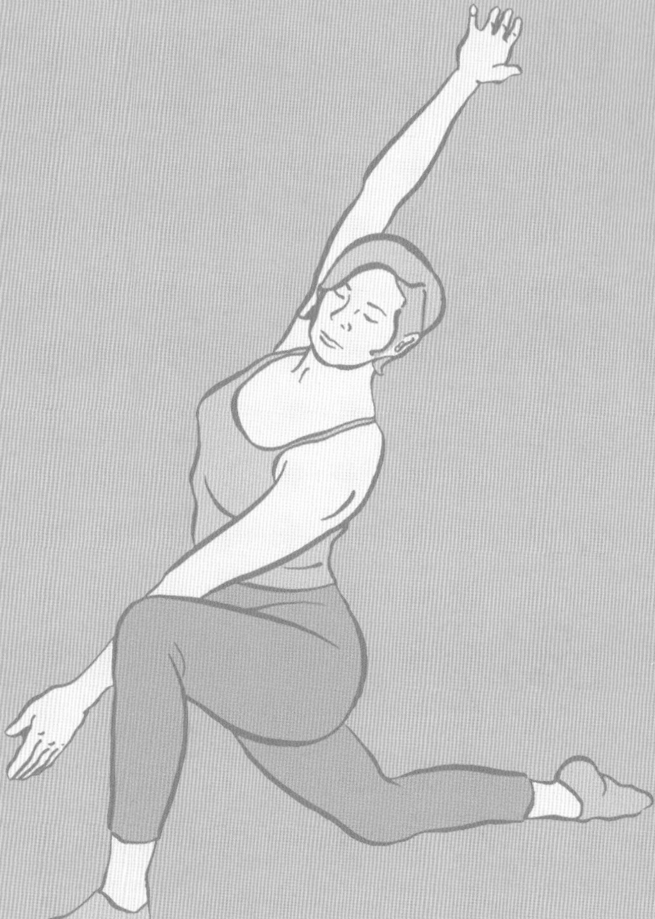

1 Atemarbeit

Aktiviert die tiefen Haltungsmuskeln

Legen Sie sich mit angewinkelten Beinen auf den Rücken. Ihre Füße stehen hüftbreit auseinander, die Arme liegen entspannt an den Seiten. Halten Sie die Schultern locker und lassen Sie Nacken und Steißbein in leicht gedehnter Haltung in die Matte hineinsinken. Diese neutrale Wirbelsäulenposition finden Sie, indem Sie eine Hand in den kleinen Zwischenraum zwischen Ihrem Kreuz und dem Boden schieben. Achten Sie darauf, kein Hohlkreuz zu machen!

1 Atmen Sie langsam durch die Nase ein und ziehen Sie die Luft tief in Ihre Lungen.

1

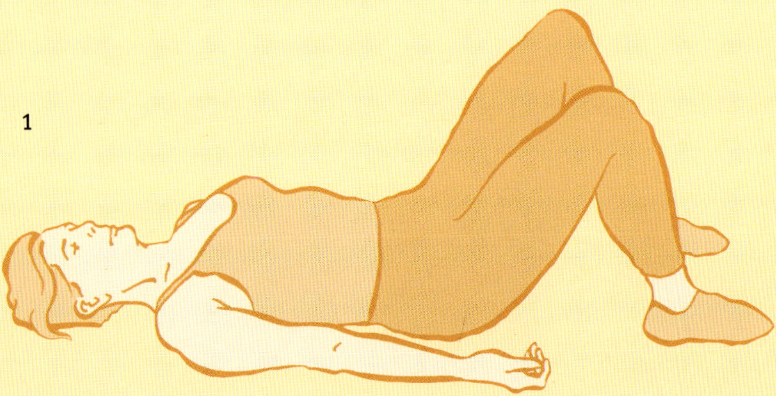

2 Atmen Sie durch den Mund aus, spannen Sie dabei den Beckenboden an und ziehen Sie die Bauchmuskeln ein. Versuchen Sie am Ende des Ausatmens Ihre Rippen zusammenzuziehen. »Denken« Sie Ihren Bauchnabel zur Wirbelsäule, ohne Ihr Becken zu bewegen oder die Schultern hochzuziehen.

Wiederholen Sie das zehnmal und achten Sie darauf, dabei nicht in eine »Pressatmung« zu verfallen.

- Diese Atemtechnik ist Bestandteil der nun folgenden Übungssequenz.

2

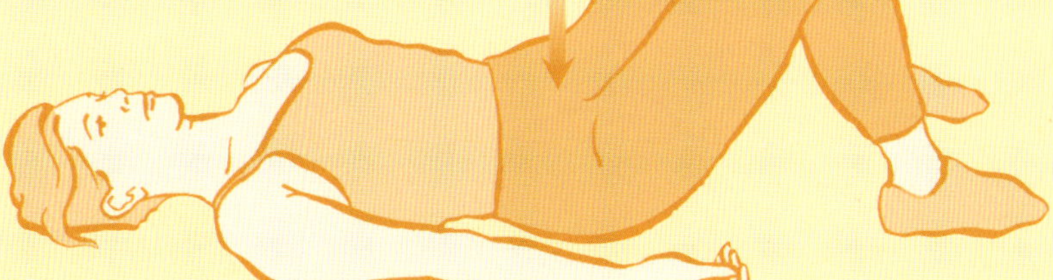

2 Beckenkippen

Mobilisiert Becken und Lendenwirbelsäule, koordiniert Atemarbeit und Bewegung

Das Beckenkippen geht so ähnlich wie die Atemübung auf der vorherigen Seite; doch dabei kippt man das Becken leicht vor und zurück.

Legen Sie sich mit angewinkelten Beinen auf den Rücken. Ihre Füße stehen hüftbreit auseinander, die Arme liegen locker an den Seiten. Entspannen Sie Schultern und Wirbelsäule und dehnen Sie Nacken und Steißbein leicht (*neutrale Position*).

1 Atmen Sie tief ein; ziehen Sie die Atemluft seitlich in den Brustkorb hinein.

1

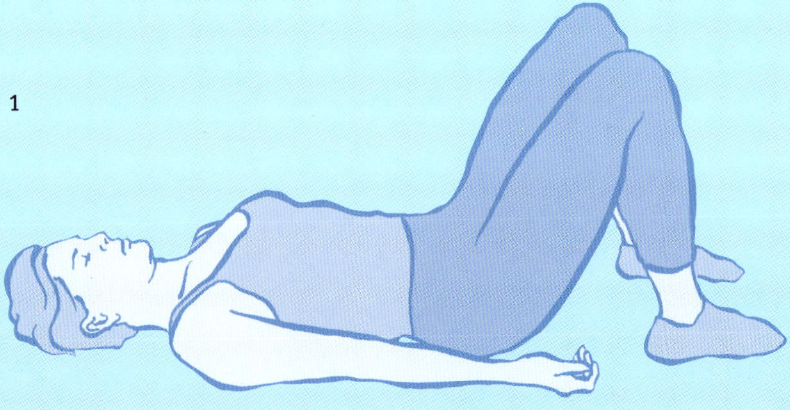

2 Beim Ausatmen spannen Sie Beckenboden und Bauchmuskulatur (nicht Gesäßmuskeln oder Hüftbeuger) an, ziehen die Bauchmuskeln ein, kippen das Becken in Richtung Nabel und rollen dabei mit dem Steißbein langsam vom Boden ab. Beim Einatmen lassen Sie das Steißbein wieder in die neutrale Position zurücksinken. Achten Sie darauf, dabei kein Hohlkreuz zu machen.

Wiederholen Sie *Beckenkippen* zehnmal.

2

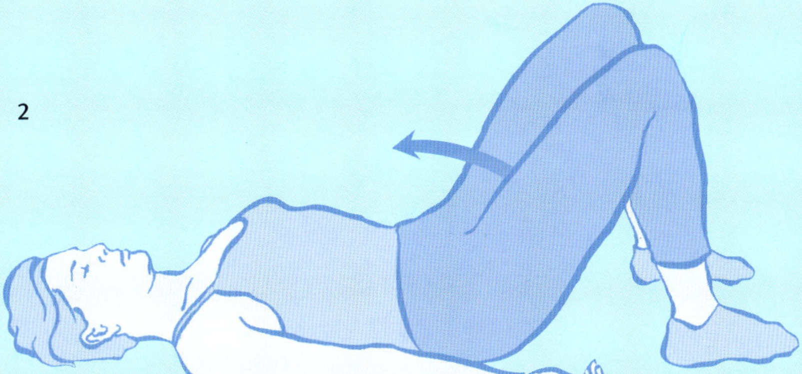

3 Beckenheben

Mobilisiert und dehnt alle Wirbelsäulenmuskeln

Diese Übung ist eine Fortsetzung des Beckenkippens; aber diesmal wird die ganze Wirbelsäule vom Boden abgehoben.

1 Atmen Sie tief ein; ziehen Sie die Atemluft seitlich in den Brustkorb hinein.

2 Atmen Sie langsam aus, spannen Sie Beckenboden und Bauchmuskulatur an und kippen Sie das Becken in Richtung Nabel (die Bewegung geht von den Bauchmuskeln aus). Rollen Sie Ihren Rücken Wirbel für Wirbel von der Matte ab. Heben Sie Ihr Becken dabei nicht zu hoch, um

1

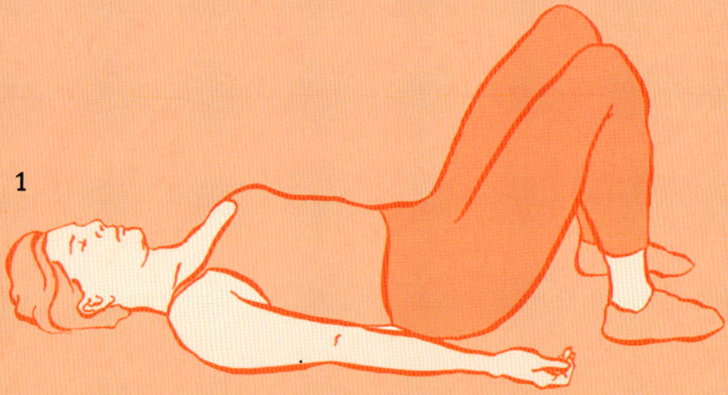

nicht ins Hohlkreuz zu fallen. Schultern und Nacken bleiben locker und entspannt.

3 Beim nächsten Einatmen bleiben Sie in dieser Position. Dann atmen Sie langsam aus und rollen Ihren Rücken Wirbel für Wirbel wieder auf den Boden zurück. Dabei wird die ganze Wirbelsäule gedehnt.

Zehnmal wiederholen.

2

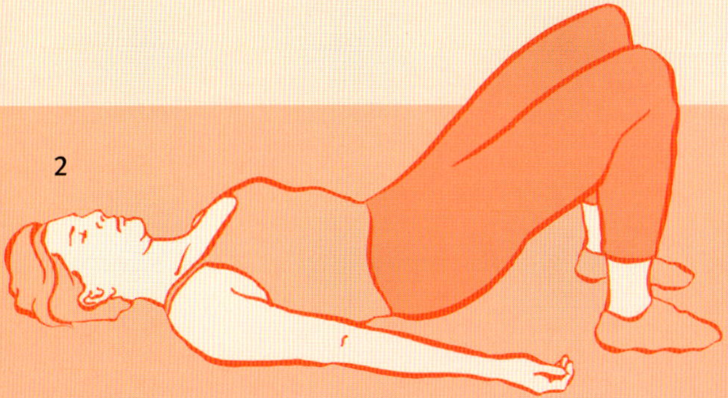

3

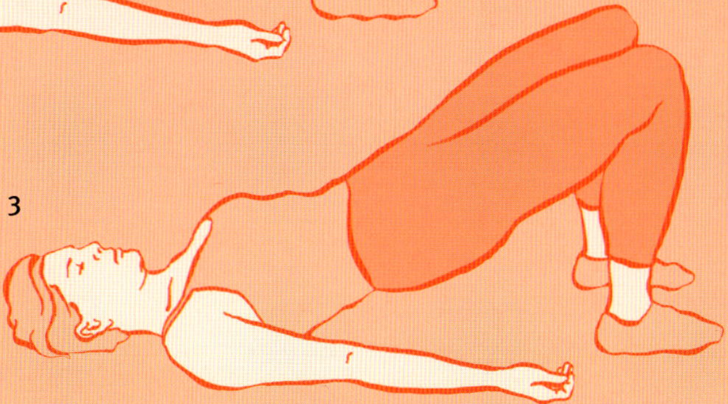

4 Knie auseinanderfallen lassen

Stabilisiert das Becken, mobilisiert die Hüftgelenke

Bei dieser Übung müssen Sie eine Körperseite stabilisieren und die andere mobilisieren.

1 Legen Sie sich mit angewinkelten Beinen in neutraler Position auf den Rücken; Ihre Füße stehen hüftbreit auseinander, die Arme liegen locker an den Seiten. Konzentrieren Sie sich darauf, Ihr Becken während der ganzen Übung in neutraler Position zu halten. Der Nacken bleibt locker und entspannt.

1

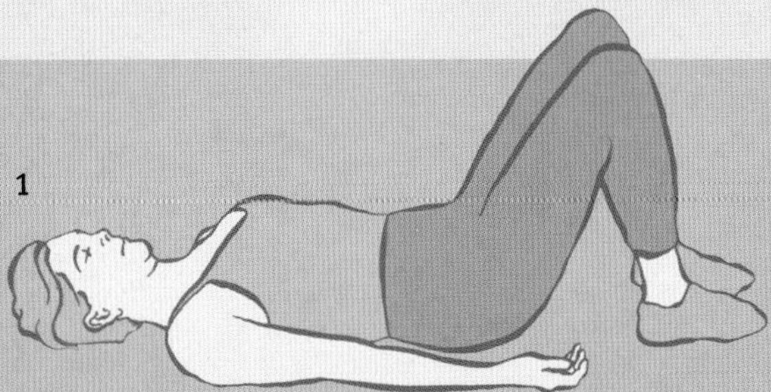

2

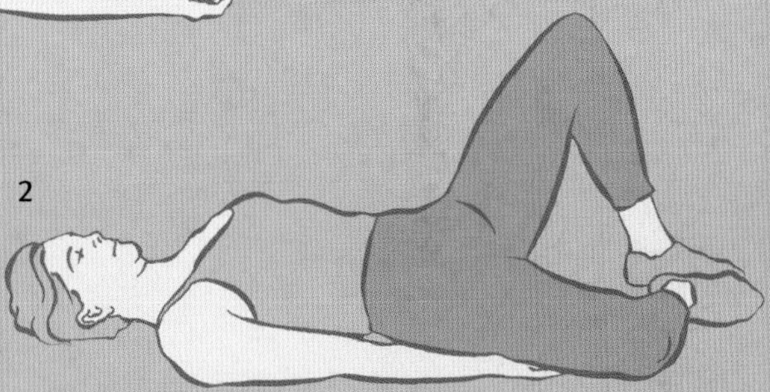

2 Lassen Sie beim Einatmen ein Knie zur Seite fallen. Heben Sie die gegenüberliegende Hüfte dabei nicht vom Boden ab.

3 Beim Ausatmen strecken Sie dieses Bein aus dem Hüftgelenk heraus gerade auf der Matte aus. Achten Sie darauf, kein Hohlkreuz zu machen. Beim Einatmen bleibt das Bein ausgestreckt.

4 Beim Ausatmen ziehen Sie den Bauchnabel ein und winkeln das Bein wieder an wie in der Ausgangsposition. Diese Bewegung geht hauptsächlich von den Bauchmuskeln aus.

Wiederholen Sie diese Übung mit jedem Bein zehnmal.

3

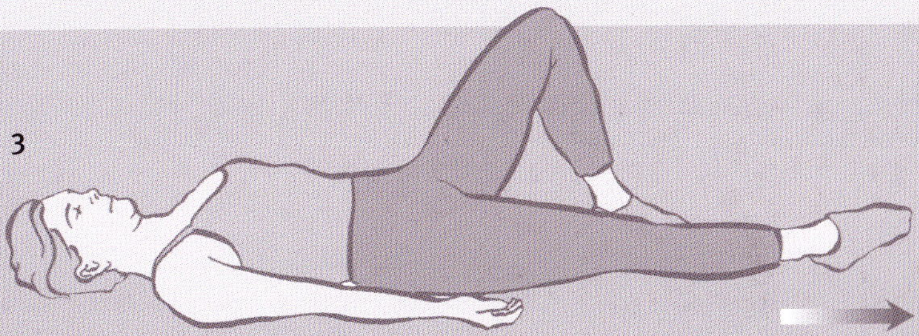

4

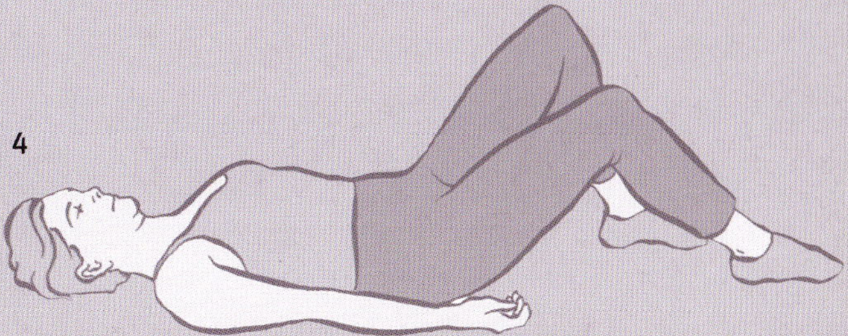

5 Armstreckungen

Mobilisiert und stabilisiert die Schulterblätter, dehnt die Muskeln im oberen und mittleren Rückenbereich

Legen Sie sich in neutraler Position auf den Rücken. Ihre Beine sind angewinkelt, die Füße stehen hüftbreit auseinander. Ziehen Sie Ihre Schultern nach unten, um den Nacken zu dehnen. Ihre Schulterblätter sind weit auseinander und liegen flach auf der Matte. Das ist die *neutrale Schulterposition*.

1 Beim Einatmen strecken Sie die Arme nach oben und ziehen dabei die Schulterblätter noch weiter auseinander, heben sie aber nicht nach oben.

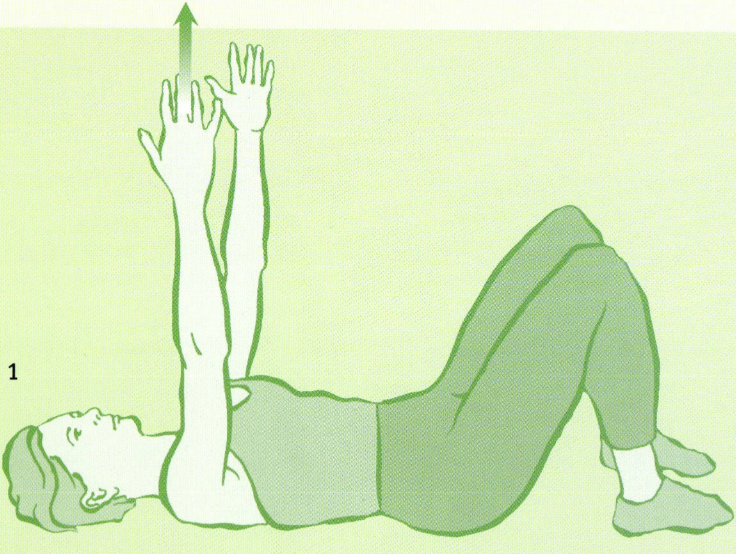

1

2 Beim Ausatmen lassen Sie die Schulterblätter wieder in die neutrale Schulterposition zurücksinken, ohne dabei ein Hohlkreuz zu machen.

Wiederholen Sie das zehnmal und achten Sie darauf, Brustkorb und oberen Rückenbereich dabei gedehnt zu halten.

2

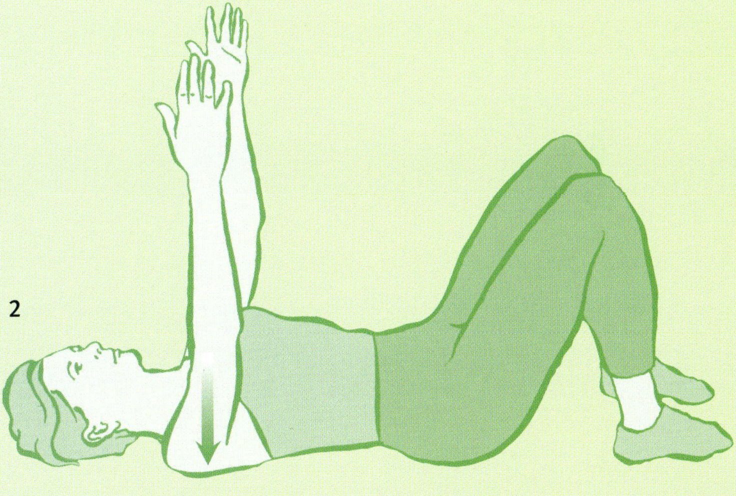

6 Weltreise

Mobilisiert die Schultergelenke, dehnt Brust und mittleren Rückenbereich

Achtung: Wenn Sie schon einmal eine Schulterverrenkung hatten, ist diese Übung für Sie nicht geeignet.

Sie können ein kleines, zusammengefaltetes Handtuch unter Ihren Nacken legen, damit Ihre Halswirbelsäule nicht nach unten abknickt.

1 Legen Sie sich mit angewinkelten, geschlossenen Beinen auf die rechte Seite und strecken Sie die Arme mit aneinandergelegten Handflächen vor sich aus.

1

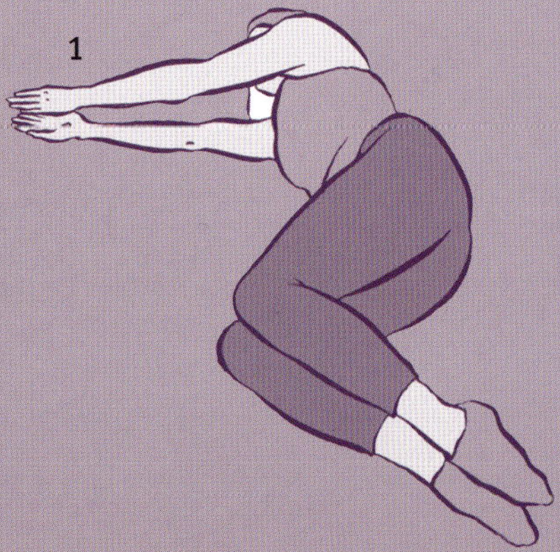

2

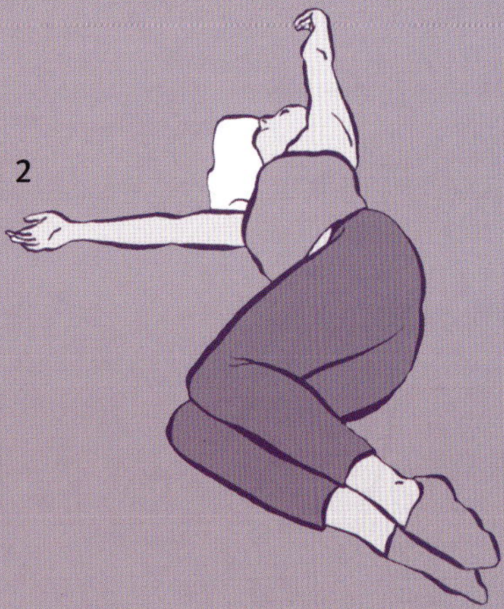

2 Drehen Sie Ihren linken Arm in einer langsamen, fließenden, kreisförmigen Bewegung in Richtung Kopf. Folgen Sie dieser Bewegung mit den Augen. Ihr Kopf bleibt dabei entspannt auf der Matte liegen, und die Knie bleiben geschlossen.

3 Drehen Sie den Arm weiter nach rechts, bis er hinter Ihnen auf dem Boden liegt. Jetzt liegen beide Schulterblätter flach auf der Matte. Bei dieser sanften Drehung Ihrer Wirbelsäule sollten Sie ein angenehmes Dehnungsgefühl im mittleren Rückenbereich spüren.

4 Zum Schluss heben Sie den Arm über Ihre linke Hüfte hinweg in die Ausgangsposition zurück.

Wiederholen Sie das zehnmal. Dann drehen Sie sich auf die linke Seite und wiederholen das Ganze mit dem anderen Arm.

3

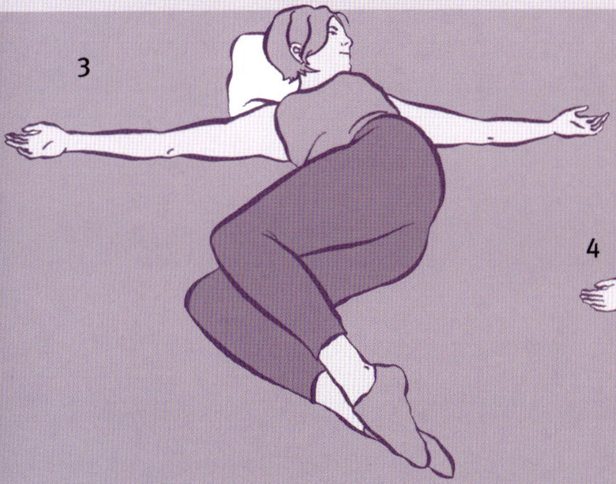

4

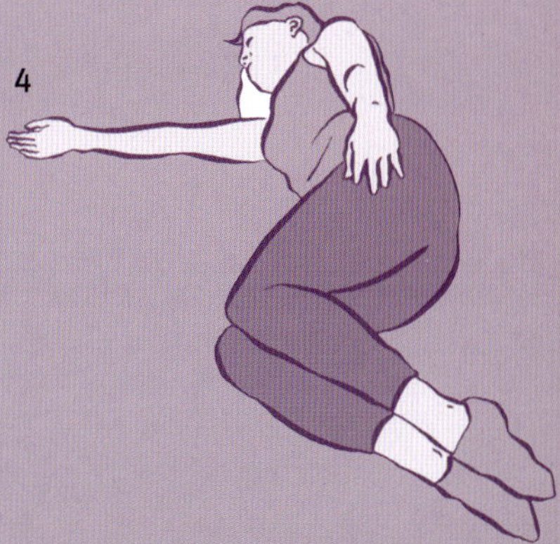

7 Hüftrollen

Stärkt die Bauchmuskulatur, stabilisiert die Schulterblätter, dehnt den Brustkorb und macht die Wirbelsäule beweglicher

Legen Sie sich mit angewinkelten, geschlossenen Beinen in neutraler Position auf den Rücken.

1 Strecken Sie die Arme seitlich aus und ziehen Sie dabei die Schultern von den Ohren weg.

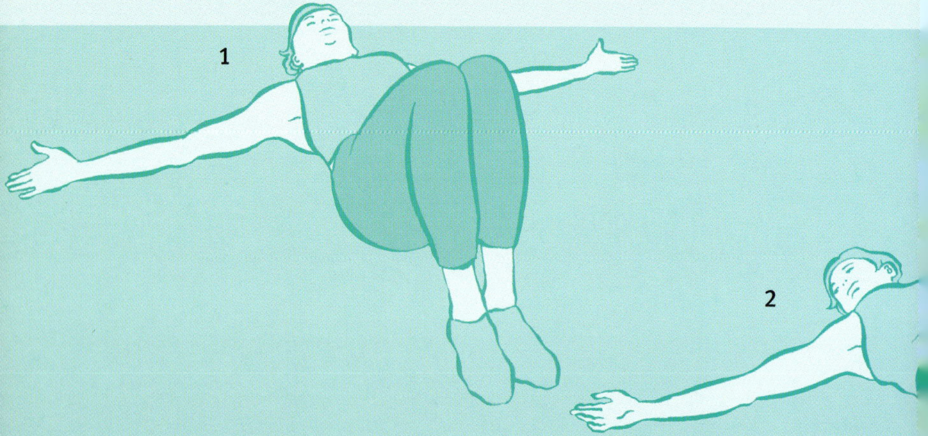

2 Beim Einatmen schieben Sie die Knie nach links und drehen den Kopf nach rechts. (Die Schulterblätter dabei nicht von der Matte abheben und kein Hohlkreuz machen!)

3 Beim Ausatmen spannen Sie Beckenboden und Bauchmuskeln an und lassen Kopf und Knie in die Ausgangsposition zurückkehren. Wiederholen Sie die Bewegung in der anderen Richtung.

Machen Sie diese Übung insgesamt fünfmal.

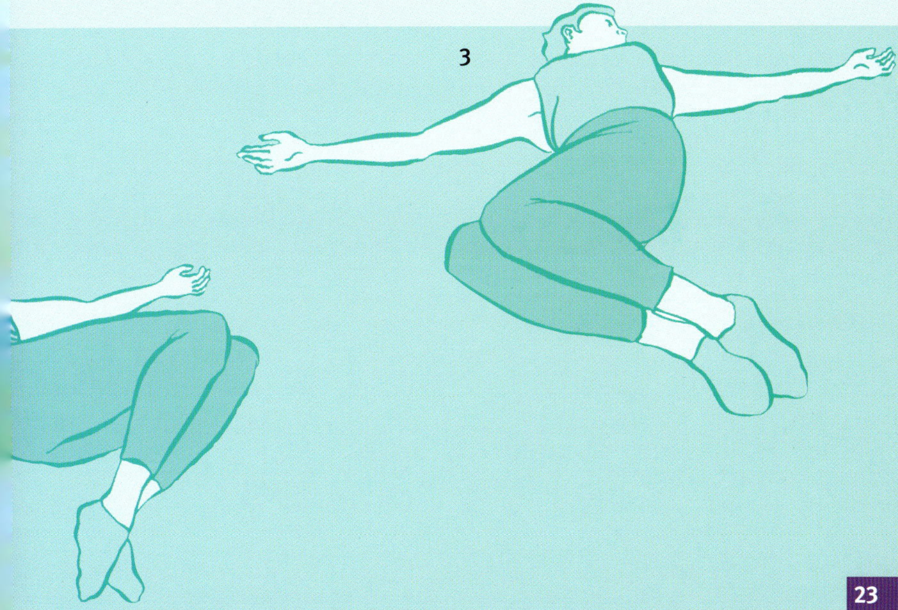

8 Bauchmuskeltraining

Stärkt Bauch- und Haltungsmuskeln, stabilisiert die neutrale Wirbelsäule

Legen Sie sich mit angewinkelten Beinen in neutraler Position auf den Rücken; Ihre Füße stehen hüftbreit auseinander. Verschränken Sie die Hände hinter dem Kopf und heben Sie die Ellbogen ein Stück von der Matte ab.

1 Beim Einatmen drücken Sie das Kinn leicht zur Brust, um Ihren Nacken zu dehnen.

1

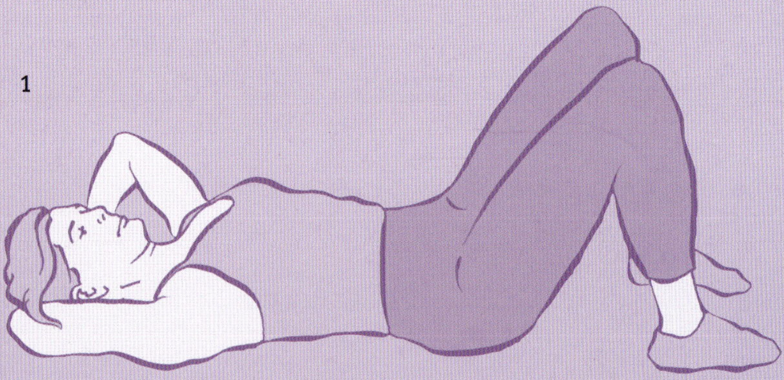

2 Beim Ausatmen ziehen Sie die Schultern nach unten, spannen den Beckenboden an, ziehen die Bauchmuskeln ein und heben Kopf und Schultern langsam vom Boden ab. Beim nächsten Einatmen bleiben Sie in dieser Haltung; beim Ausatmen lassen Sie Ihren Oberkörper wieder auf den Boden sinken.

Zehnmal wiederholen.

2

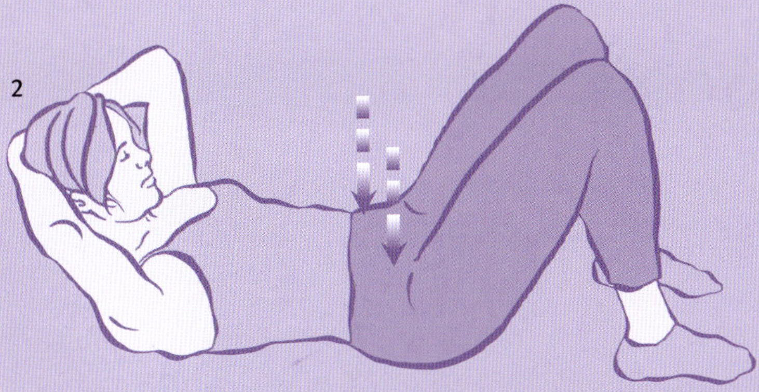

9 Hunderter

Fördert die Atemkontrolle, stärkt Bauch- und Haltungsmuskeln und stabilisiert Schultern und Becken

Legen Sie ein kleines, zusammengefaltetes Handtuch unter Ihren Kopf, damit Ihr Nacken sich nicht verspannt. Dann legen Sie sich mit angewinkelten Beinen in neutraler Position auf den Rücken; Ihre Füße stehen hüftbreit auseinander, die Arme liegen seitlich neben Ihnen.

1 Heben Sie Ihre Arme leicht von der Matte ab und bewegen Sie sie in einer fließenden Bewegung auf und ab. Achten Sie darauf, dabei regelmäßig zu atmen.

1

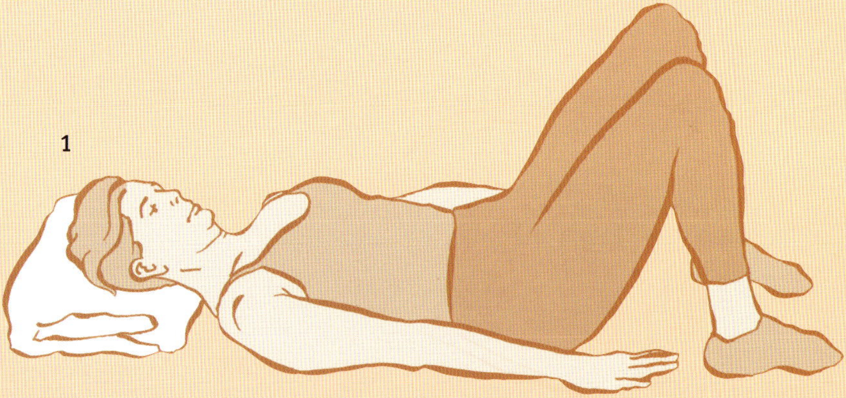

2 Atmen Sie tief ein und zählen Sie dabei bis fünf. Beim Ausatmen zählen Sie wieder bis fünf, spannen den Beckenboden an und ziehen die Bauchmuskeln ein. Halten Sie die Arme gerade ausgestreckt und strecken Sie die Finger zu den Füßen hin; aber verkrampfen Sie Ihren Nacken dabei nicht. Spüren Sie bei jedem Ausatmen, wie die ganze Luft aus Ihren Lungen herausgedrückt wird.

Machen Sie das insgesamt zehnmal.

2

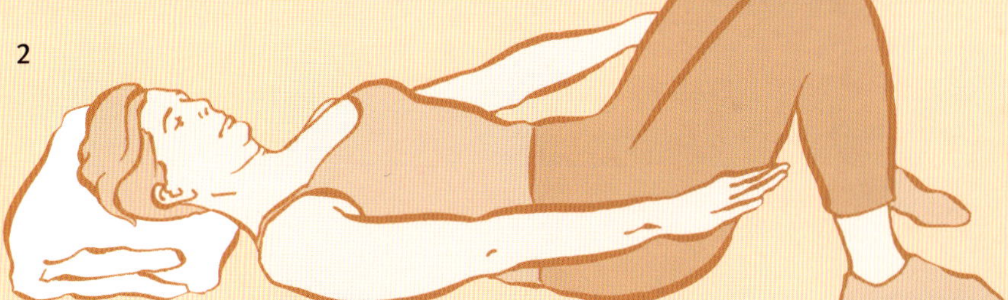

10 Aufrollen

Mobilisiert die Wirbelsäule, stärkt die Bauchmuskulatur

Setzen Sie sich mit angewinkelten Beinen und hüftbreit auseinanderstehenden Füßen auf den Boden. Strecken Sie die Arme in Schulterhöhe nach vorne aus.

1 Dehnen Sie Ihre Wirbelsäule nach oben und drücken Sie die Schulterblätter nach unten. Atmen Sie tief in den Brustkorb hinein.

2 Beim Ausatmen ziehen Sie die Bauchmuskeln ein und senken den Rumpf langsam nach hinten. (Die Bewegung geht von der Lendenwir-

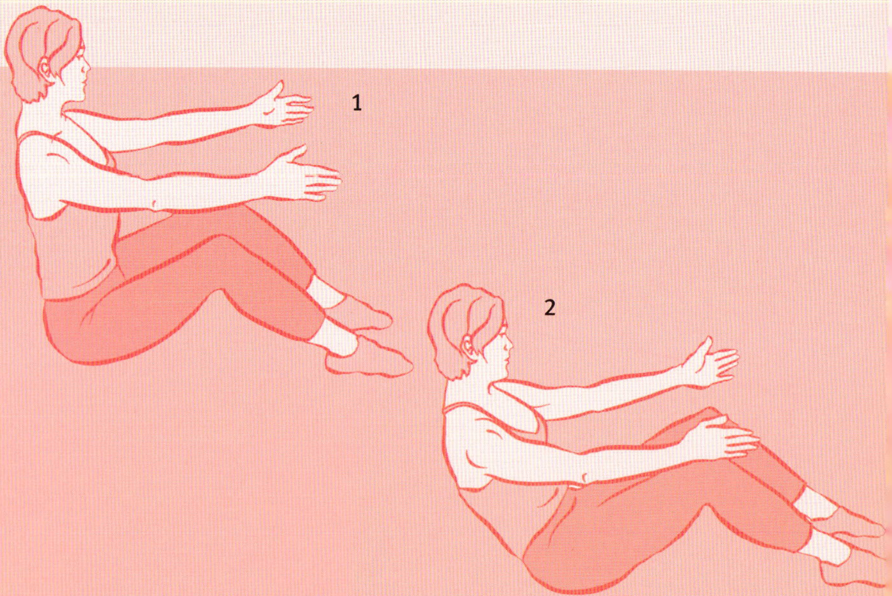

belsäule aus.) Sobald Sie mit ausgestreckten Armen halb zurückgelehnt dasitzen, halten Sie inne und bleiben beim nächsten Einatmen in dieser Position. Achten Sie darauf, nicht in den Rundrücken zu fallen, und drücken Sie die Füße fest in die Matte.

3 Beim Ausatmen spannen Sie Beckenboden und Bauchmuskeln an, lassen Ihren Körper langsam wieder nach oben rollen und schieben die Hände an den Fersen vorbei seitlich nach vorne.

4 Beim Einatmen strecken Sie Ihre Wirbelsäule wieder und kehren in die Ausgangsposition zurück.

Zehnmal wiederholen.

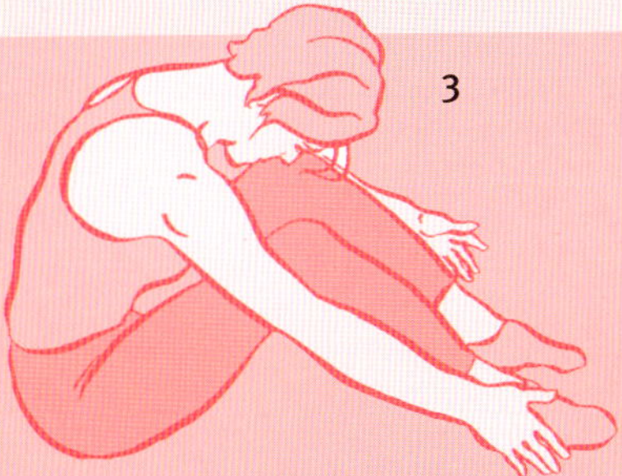

3

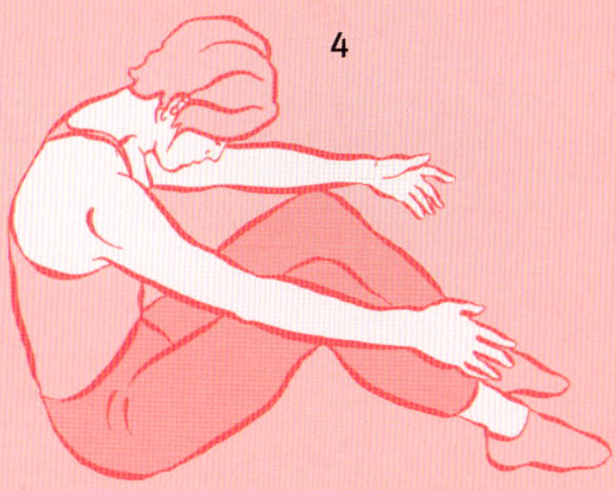

4

11 Kreisen mit einem Bein

Mobilisiert die Hüftgelenke, dehnt Hüft- und Oberschenkelmuskulatur und stärkt die Bauchmuskeln

Legen Sie sich auf den Rücken. Ihre Arme liegen entspannt an den Seiten.

1 Strecken Sie das linke Bein senkrecht nach oben (falls Ihnen das schwerfallen sollte, können Sie Ihr Knie dabei leicht beugen) und dehnen Sie das rechte Bein am Boden entlang. Beide Hüften befinden sich auf gleicher Höhe.

1

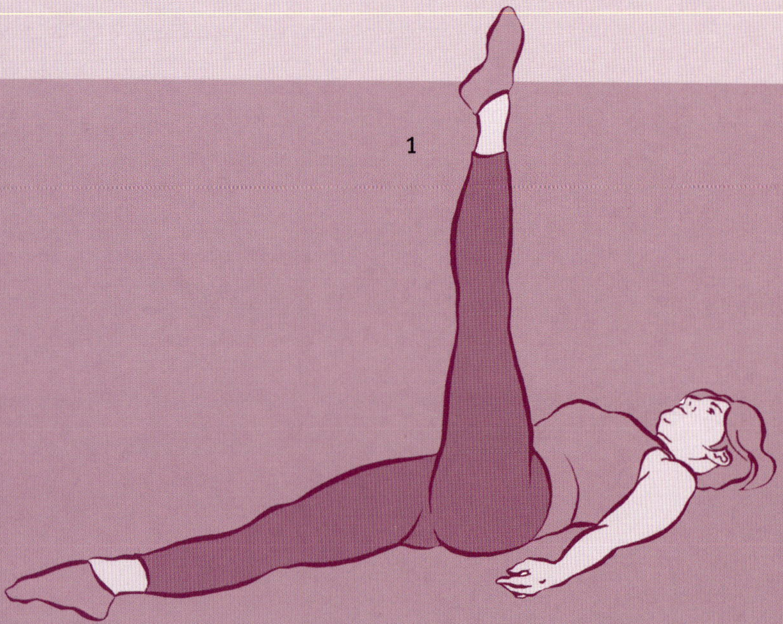

2 Stellen Sie sich vor, dass Sie mit den Zehen tennisballgroße Kreise an die Decke malen. Lassen Sie das Bein dabei in der Hüftgelenkspfanne kreisen und spannen Sie die Bauchmuskeln an. Die rechte Hüfte bleibt am Boden, Schultern und Nacken sind locker und entspannt.

Lassen Sie das Bein fünfmal im Uhrzeigersinn und fünfmal gegen den Uhrzeigersinn kreisen. Dann wiederholen Sie diese Übung mit dem rechten Bein.

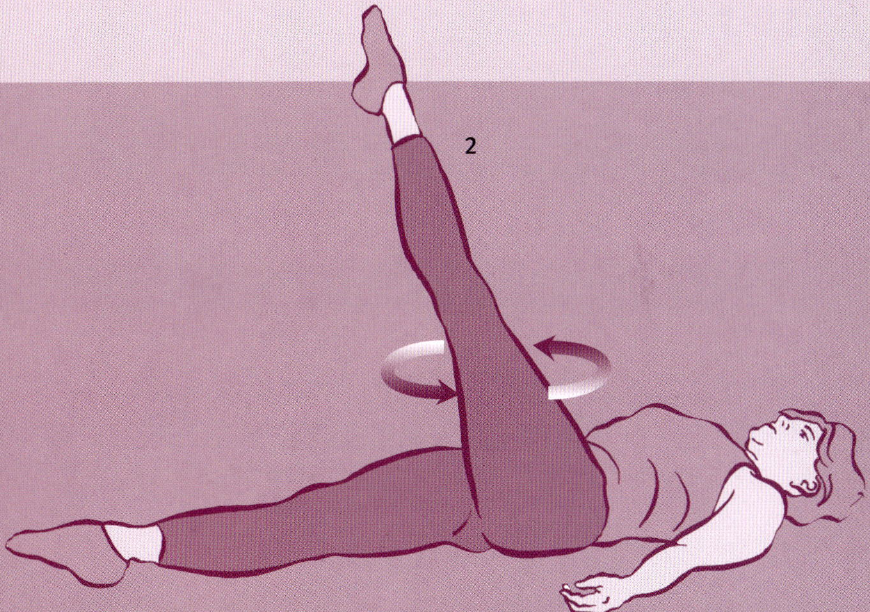

12 Rollen wie ein Ball

Koordiniert die Bauchmuskulatur und mobilisiert die Wirbelsäule

Setzen Sie sich am vorderen Ende der Matte auf den Boden.

1 Ziehen Sie die Knie in Richtung Brust; die Zehen bleiben dabei auf der Matte, Ihr Gewicht ruht auf dem Steißbein. Ziehen Sie den Bauch kräftig ein und legen Sie die Hände außen an die Wadenmuskeln.

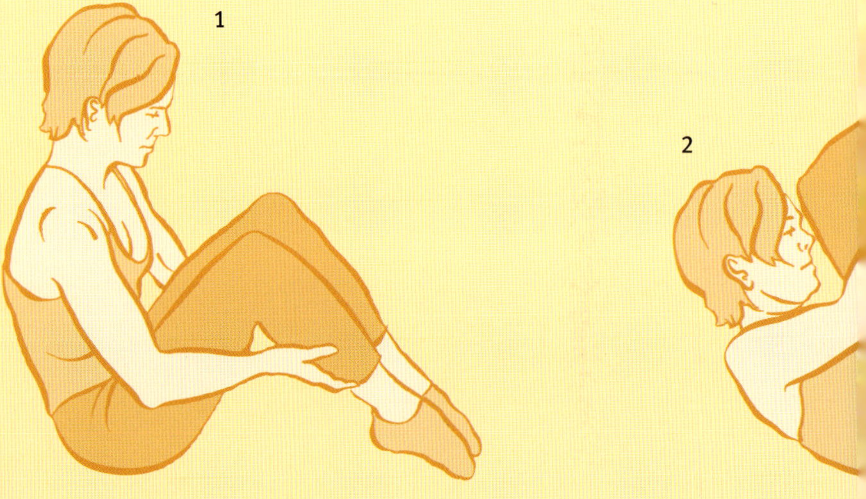

2 Beim Einatmen rollen Sie sich langsam nach hinten auf die Schulterblätter. Ihr Kopf darf die Matte nicht berühren.

3 Rollen Sie anschließend sofort wieder in die Ausgangsposition (Schritt 1) zurück. Dabei atmen Sie aus und spannen die Bauchmuskeln an. Das Rollen wird Ihnen leichter fallen, wenn Sie das Kinn an die Brust drücken und die Fersen in Richtung Gesäß schieben.

Zehnmal wiederholen.

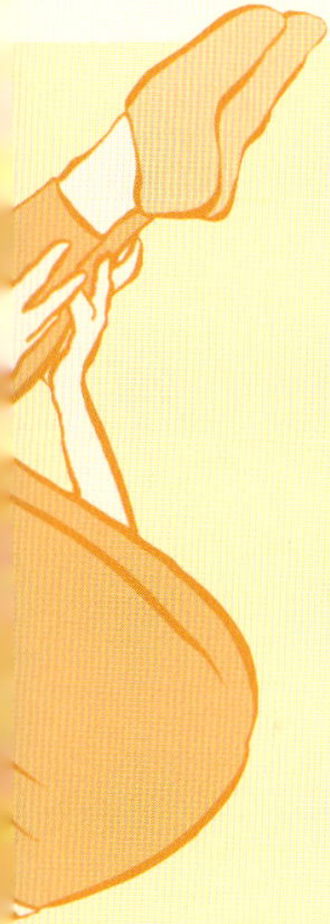

3

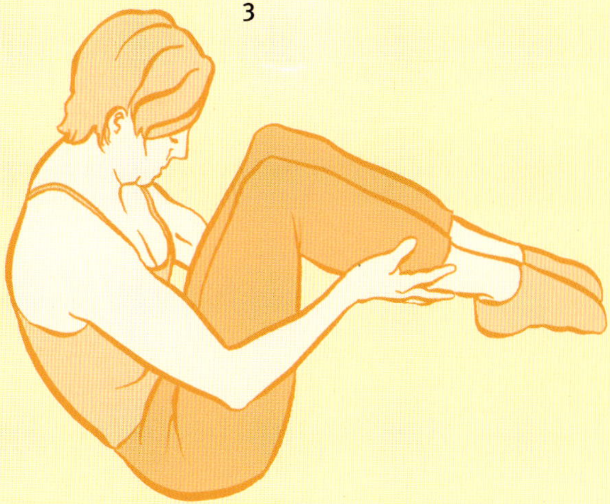

13 Dehnen mit einem Bein

Stärkt die Bauchmuskulatur, trainiert und dehnt die Beinmuskeln, stabilisiert Schultern und Hüften

Legen Sie ein kleines, zusammengefaltetes Handtuch unter den Kopf, damit Ihr Nacken sich nicht verspannt.

1 Umfassen Sie mit beiden Händen Ihr linkes Knie und strecken Sie das rechte Bein nach oben. Ziehen Sie die Schultern nach unten und heben Sie Ihre Ellbogen leicht vom Körper weg. Atmen Sie ein.

1

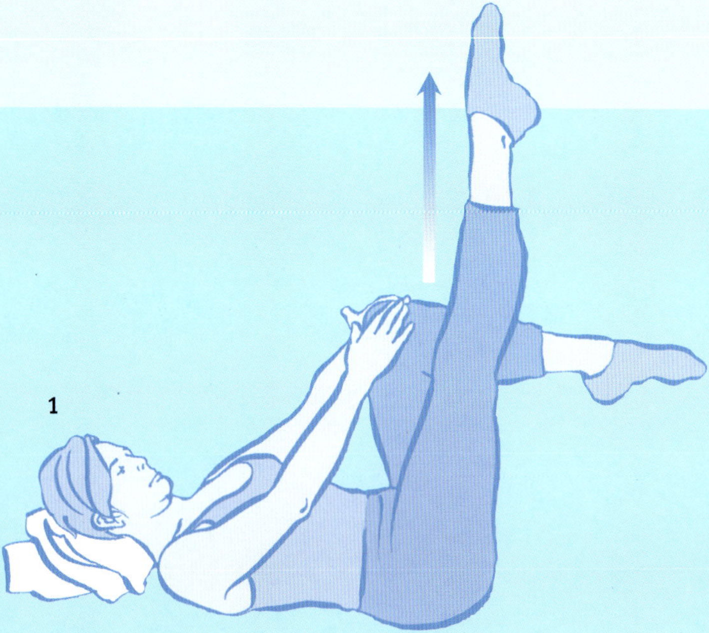

2 Beim Ausatmen legen Sie die Hände auf das rechte Knie und strecken das linke Bein. Dabei spannen Sie die Bauchmuskeln an, damit Ihr Becken sich nicht bewegt und Sie nicht ins Hohlkreuz fallen.

Wiederholen Sie das mit jedem Bein fünfmal.

2

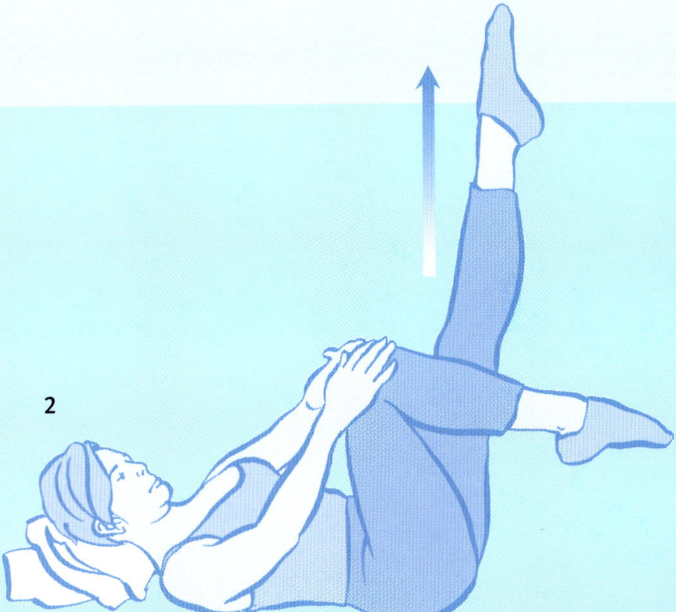

14 Criss Cross

Stärkt die schrägen und geraden Bauchmuskeln, stabilisiert die Schultern

Legen Sie sich auf den Rücken und verschränken Sie die Hände hinter dem Kopf.

1 Heben Sie die Beine rechtwinklig an. Ziehen Sie die Schultern sanft in Richtung Hüften und heben Sie Kopf und Schultern von der Matte ab. Die Ellbogen zeigen dabei nach außen. Atmen Sie ein.

2 Beim Ausatmen spannen Sie den Beckenboden an, ziehen die Bauchmuskeln ein und strecken das linke Bein schräg nach oben. Gleichzeitig

1

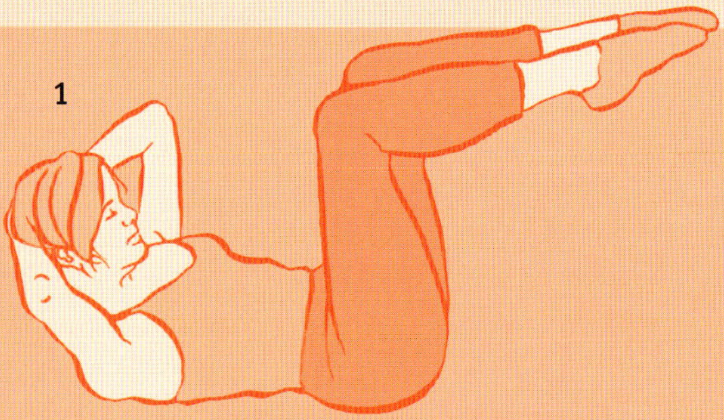

2

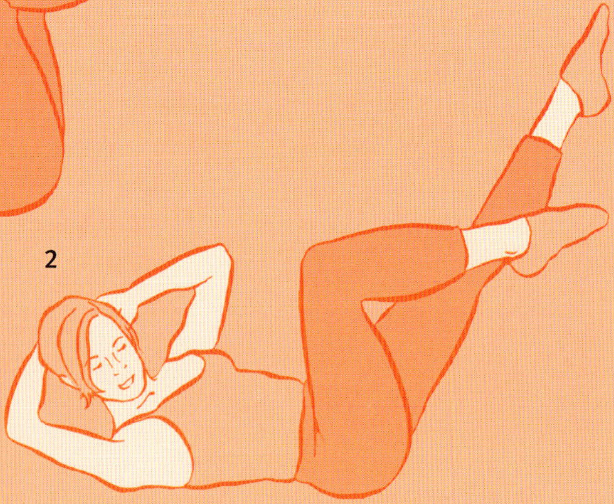

drehen Sie den Rumpf nach rechts, wobei Ihre Ellbogen immer noch nach außen zeigen. Ihr Becken bleibt dabei zentriert; die Hüften bewegen sich nicht mit.

3 Beim Einatmen bringen Sie Ihren Rumpf und das ausgestreckte Bein wieder in die zentrale Ausgangsposition.

4 Beim Ausatmen wechseln Sie die Seiten.

Wiederholen Sie diese Übung zehnmal abwechselnd zur linken und zur rechten Seite hin.

3

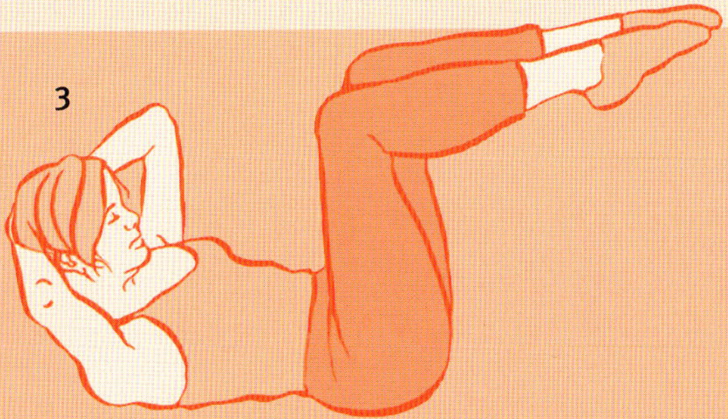

4

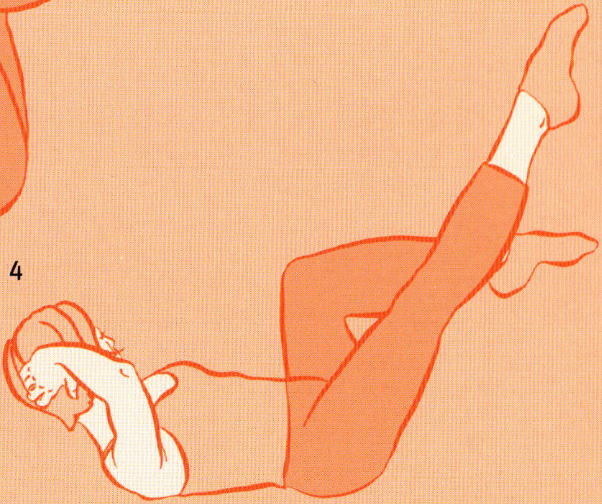

15 Wirbelsäulendehnung

Mobilisiert und dehnt die Wirbelsäule, dehnt die Achillessehnen

Setzen Sie sich mit leicht gebeugten Knien auf den Boden; Ihre Beine stehen etwas mehr als hüftbreit auseinander.

1 Strecken Sie die Arme in Schulterhöhe nach vorne aus. Dehnen Sie Ihre Wirbelsäule nach oben und ziehen Sie die Schultern nach unten zu den Hüften hin. Falls Ihnen das schwerfallen sollte, beugen Sie die Knie noch ein bisschen mehr. Ihre Füße bleiben flach auf dem Boden. Atmen Sie tief in den Brustkorb hinein.

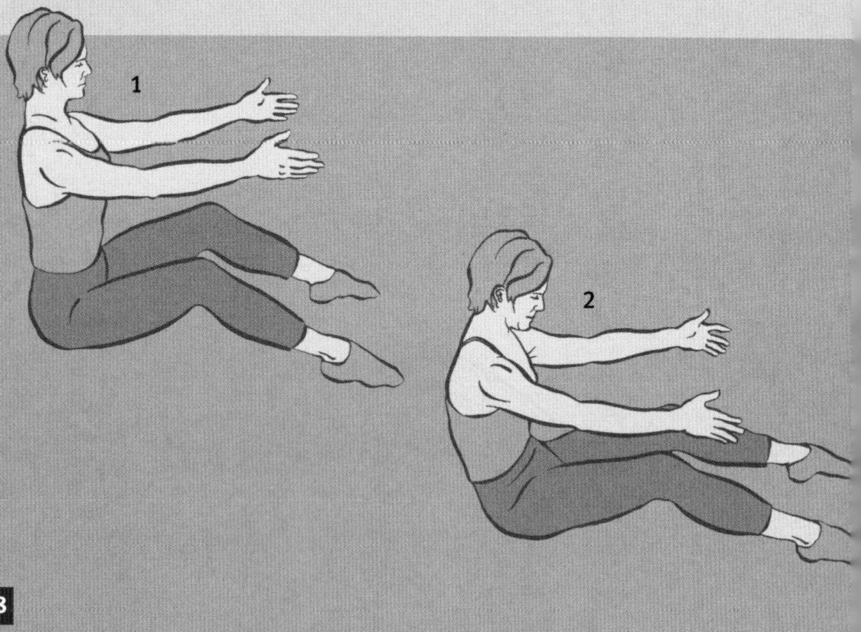

2 Beim Ausatmen ziehen Sie die Bauchmuskeln ein, krümmen den Rücken nach vorne und strecken Ihre Hände nach den Zehen aus, ohne dabei die Schultern hochzuziehen.

3 Beim nächsten Einatmen dehnen Sie Ihre Wirbelsäule noch ein bisschen mehr und ziehen weiterhin den Bauch ein.

4 Beim Ausatmen rollen Sie sich Wirbel für Wirbel wieder nach oben und kehren in die aufrechte Ausgangsposition (Schritt 1) zurück.

Zehnmal wiederholen.

3

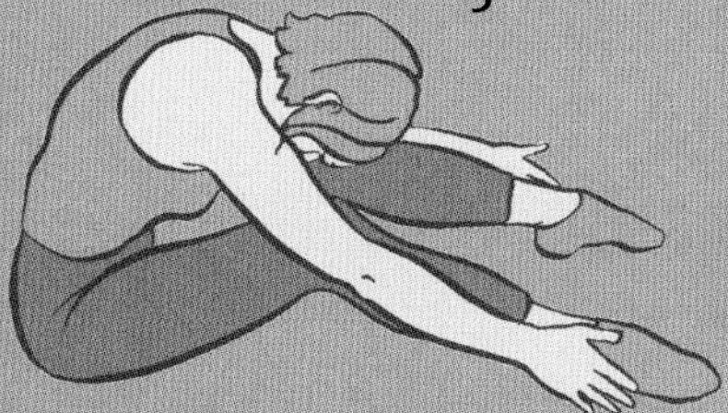

4

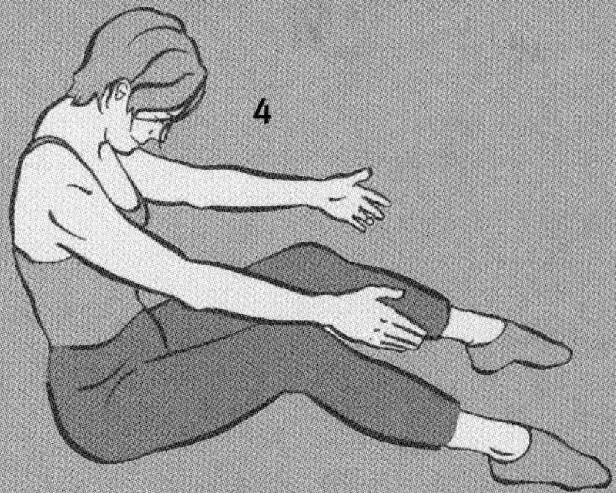

16 Säge

Kräftigt die schräge Bauchmuskulatur, stabilisiert das Becken und dehnt die oberen Rückenmuskeln

Setzen Sie sich mit leicht gebeugten Knien auf den Boden; Ihre Beine stehen etwas mehr als hüftbreit auseinander.

1 Strecken Sie die Arme seitlich aus und ziehen Sie die Schultern nach außen, um den Brustkorb und oberen Rückenbereich zu dehnen.

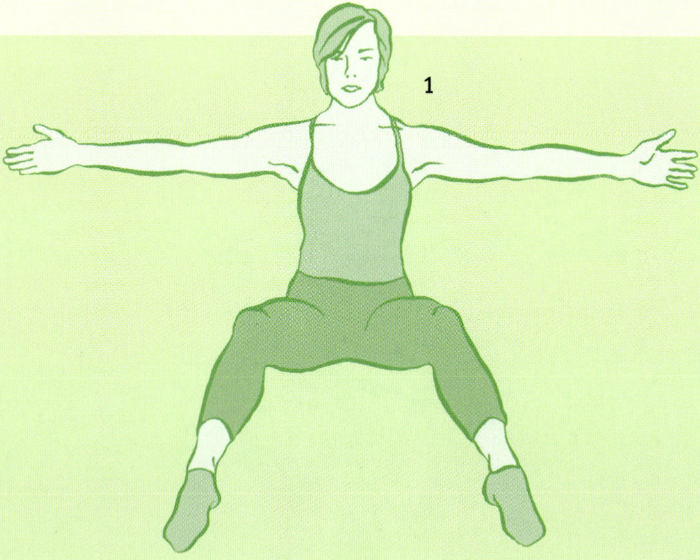

2 Atmen Sie tief in den Brustkorb hinein und drehen Sie Oberkörper und Arme nach rechts, ohne die Hüften zu bewegen.

3 Beim Ausatmen schauen Sie nach hinten zu Ihrem rechten Arm und strecken den linken Arm zur Außenseite des rechten Beins. Ziehen Sie den Bauchnabel ein. Beim Einatmen kehren Sie wieder in die Ausgangsposition (Schritt 1) zurück.

Zehnmal wiederholen (abwechselnd nach rechts und nach links).

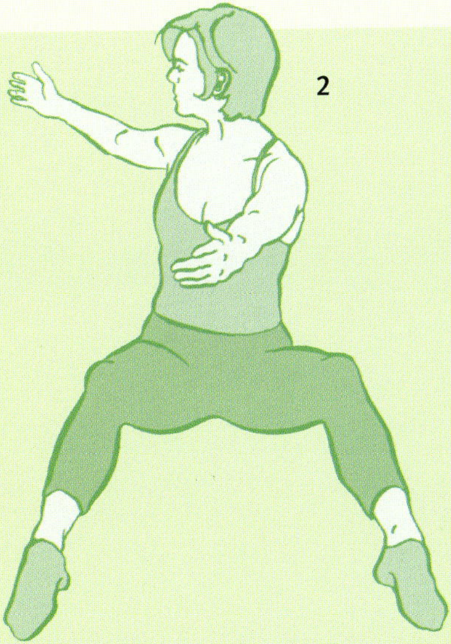

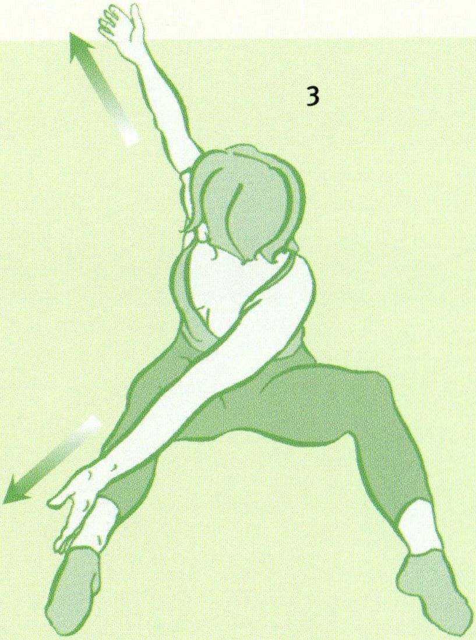

17 Beinheben

Stabilisiert die Schultern, kräftigt Rücken-, Bauch- und Beinmuskulatur

Legen Sie sich auf die rechte Seite. Ihre Beine sind gerade ausgestreckt, in einer Linie mit Hüften und Schultern.

1 Legen Sie den Kopf in die rechte Hand, stützen Sie Ihren Ellbogen auf der Matte ab und drücken Sie die linke Hand vor Ihrem Brustkorb fest auf den Boden. Dann drücken Sie die linke Schulter nach unten in Richtung Hüften, um Ihren Nacken zu dehnen. Behalten Sie diese stabile Schulterposition während der ganzen Übung bei; sie hilft Ihnen, das Gleichgewicht zu halten. Beim Einatmen dehnen Sie beide Beine von den Hüften weg.

1

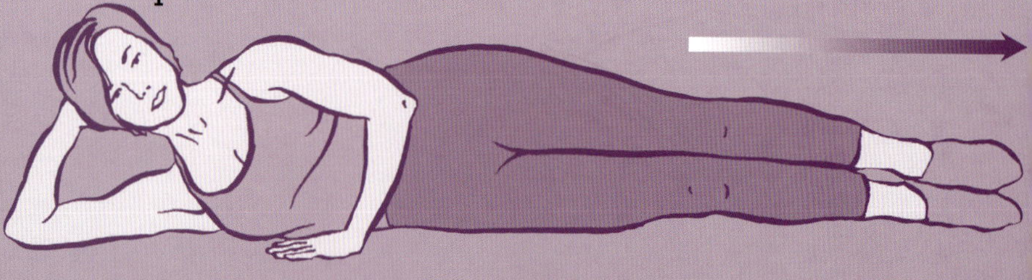

2 Beim Ausatmen ziehen Sie den Bauchnabel ein, heben beide Beine von der Matte ab, pressen die Innenseiten der Oberschenkel fest aneinander und dehnen Ihren Körper nach unten bis zu den Zehen. Beim Einatmen lassen Sie die Beine langsam und kontrolliert wieder auf die Matte zurücksinken.

Machen Sie diese Übung zehnmal und wiederholen Sie sie dann auf der anderen Seite.

2

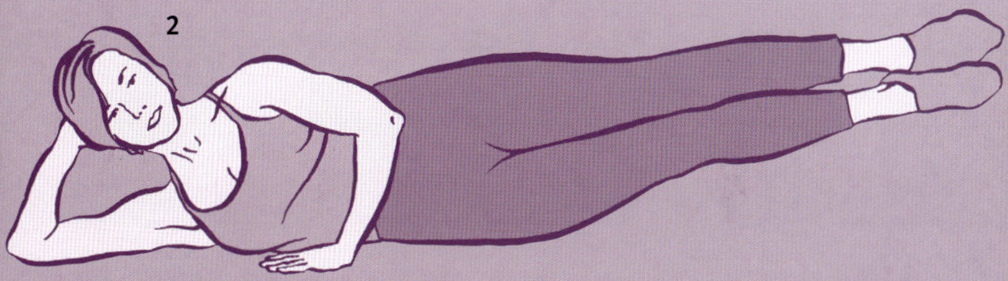

18 Supermann

Stabilisiert die Schulterblätter, stärkt Bauch- und Rückenmuskeln, trainiert Achillessehnen und Gesäßmuskulatur

Gehen Sie auf alle Viere und stützen Sie Ihre Hände unter den Schultern auf dem Boden ab. Knie und Hüften bilden eine Linie.

1 Schauen Sie nach unten, sodass Kopf und Nacken sich auf gleicher Höhe befinden. Ziehen Sie die Schultern von den Ohren weg, dehnen Sie Ihre Wirbelsäule in beide Richtungen und atmen Sie tief ein.

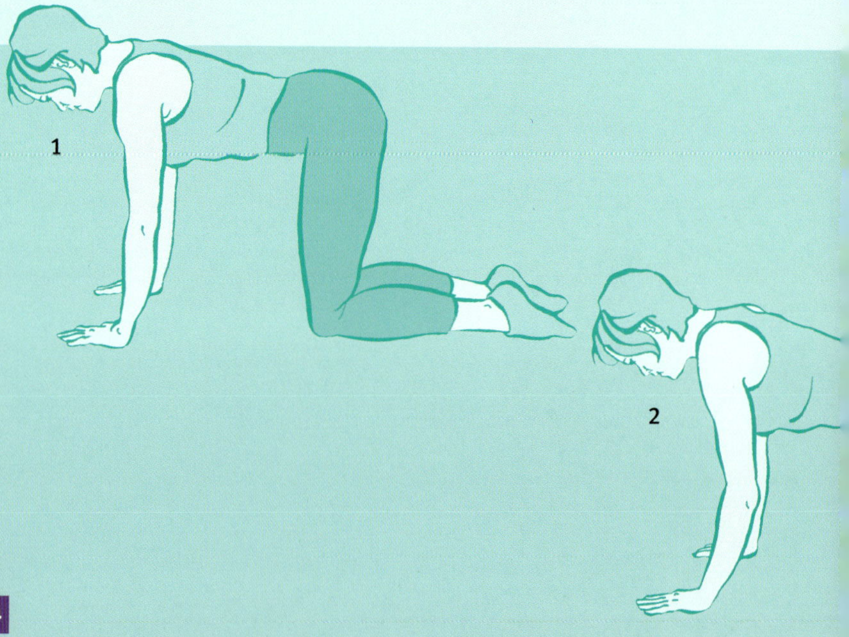

2 Beim Ausatmen spannen Sie den Beckenboden an und drücken die Bauchmuskeln zur Wirbelsäule. Strecken Sie das rechte Bein gerade nach hinten. Ihr Gewicht bleibt dabei gleichmäßig auf beide Hüften verteilt. Beim Einatmen bleiben Sie in dieser Position.

3 Beim nächsten Ausatmen heben Sie die linke Hand; beim Einatmen kehren Sie wieder in die Ausgangsposition (Schritt 1) zurück.

Zehnmal wiederholen (abwechselnd mit dem rechten und dem linken Bein).

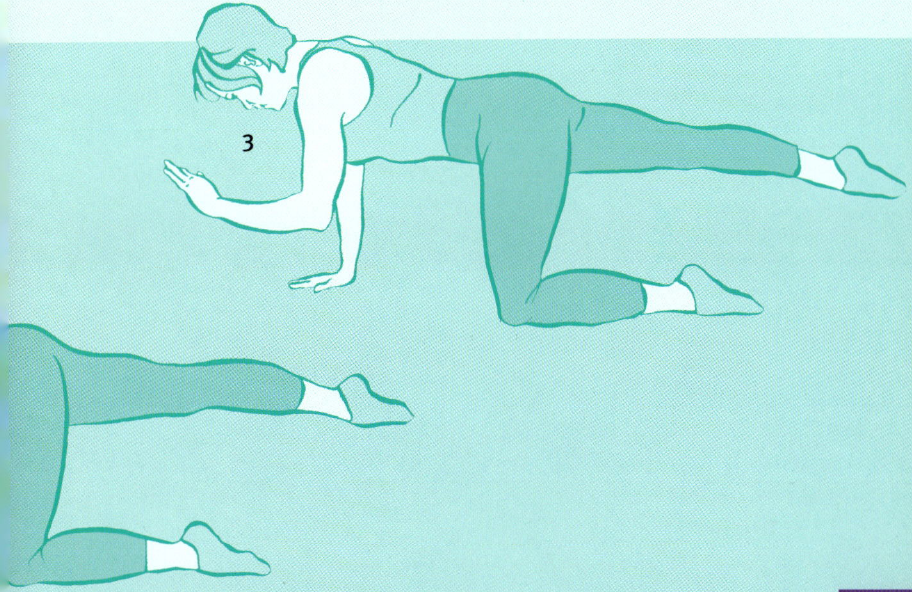

19 Kobra

Stärkt Bauch- und Rückenmuskeln, stabilisiert die Schulterblätter

Legen Sie sich mit dem Gesicht nach unten auf den Bauch. Ihre Beine liegen hüftbreit auseinander.

1 Legen Sie Ihre Handflächen neben den Schultern auf den Boden, winkeln Sie die Ellbogen seitlich am Brustkorb an und drücken Sie sie sanft in die Matte hinein. Schieben Sie die Schulterblätter nach unten und außen in Richtung Hüften und schauen Sie nach unten, um Ihren Nacken zu dehnen. Konzentrieren Sie sich beim Einatmen auf diese Dehnung Ihrer Wirbelsäule nach oben und nach unten.

1

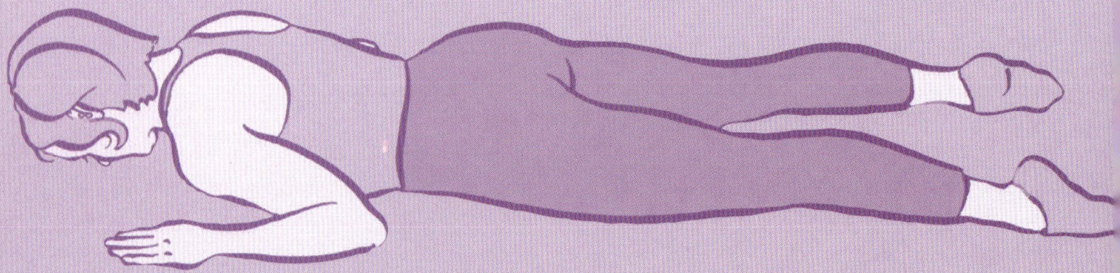

2 Beim Ausatmen spannen Sie den Beckenboden an, ziehen den Nabel ein und heben den Brustkorb von der Matte ab (die Ellbogen bleiben dabei auf den Boden gedrückt). Halten Sie die Bauchmuskeln angespannt, um Ihrem Kreuz Halt zu geben. Beim nächsten Einatmen lassen Sie den Oberkörper wieder auf die Matte sinken.

Zehnmal wiederholen.

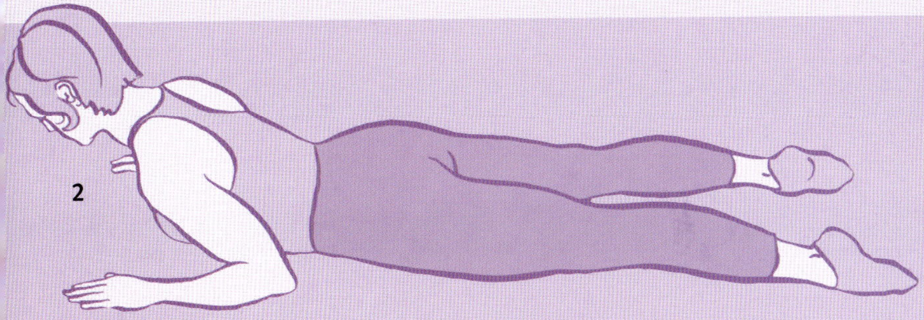

20 Stern

Kräftigt die Muskulatur in der Körpermitte, dehnt die Wirbelsäule, trainiert Achillessehnen und Gesäßmuskeln

Legen Sie sich mit dem Gesicht nach unten auf den Bauch. Ihre Beine liegen hüftbreit auseinander.

1 Strecken Sie die Arme in schulterbreitem Abstand vor sich aus und legen Sie die Handflächen auf die Matte. Schauen Sie nach unten, um

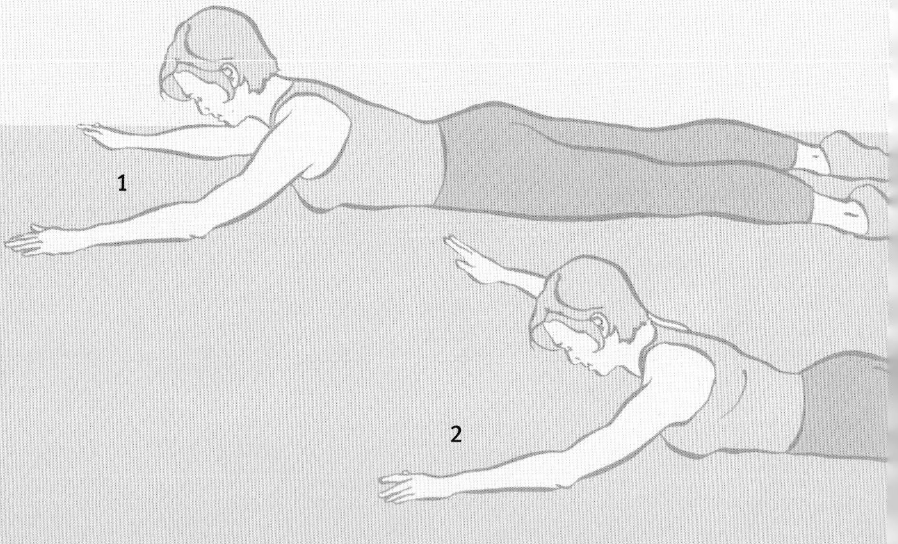

Ihren Nacken zu dehnen, und ziehen Sie beim Einatmen die Schultern in Richtung Hüften.

2 Beim Ausatmen spannen Sie den Beckenboden an und ziehen den Bauchnabel ein. Gleichzeitig heben und dehnen Sie den rechten Arm und das linke Bein. Heben Sie die Hüften dabei nicht von der Matte ab. Beim Einatmen lassen Sie Arm und Bein wieder auf die Matte sinken.

3 Wiederholen Sie Schritt 2 mit dem linken Arm und dem rechten Bein.

Fünfmal wiederholen.

3

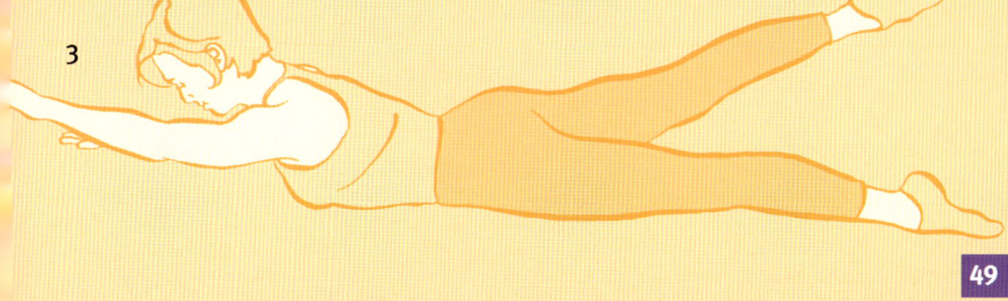

21 Katze

Mobilisiert und dehnt die Wirbelsäule, stabilisiert die Schultern

Gehen Sie auf alle Viere und stützen Sie Ihre Hände unter den Schultern auf dem Boden ab. Knie und Hüften bilden eine Linie.

1 Schauen Sie nach unten, sodass Kopf und Nacken sich auf gleicher Höhe befinden. Ziehen Sie die Schultern von den Ohren weg, dehnen Sie Ihre Wirbelsäule in beiden Richtungen und atmen Sie tief in den Brustkorb hinein.

1

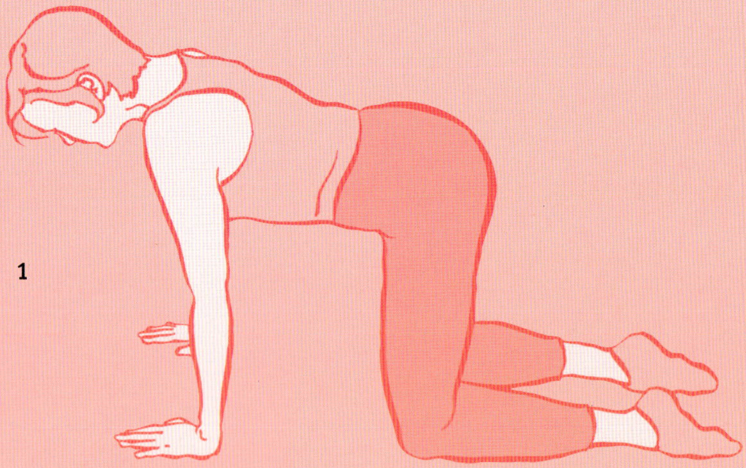

2 Beim Ausatmen spannen Sie den Beckenboden an, ziehen die Bauchmuskeln ein und krümmen den Rücken nach oben. Sobald Sie Ihre Wirbelsäule so weit wie möglich nach oben durchgedrückt haben, atmen Sie ein und drücken die Hände sanft in die Matte hinein, um die Dehnung zu verstärken. Beim Ausatmen kehren Sie in die Ausgangsposition zurück.

Zehnmal wiederholen.

2

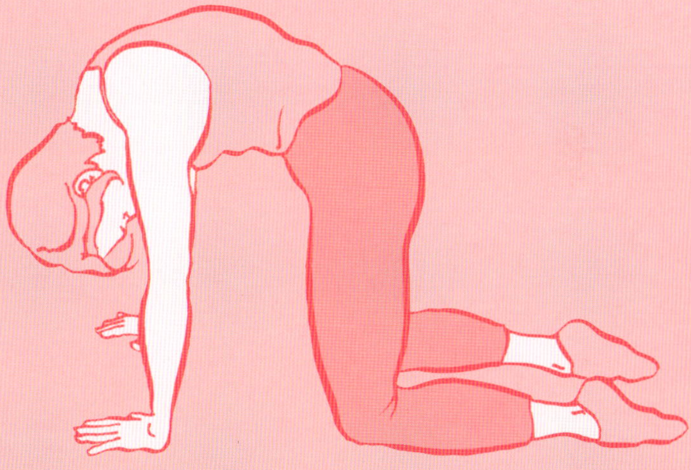

22 Gesäßmuskeldehnung

Dehnt Gesäßmuskeln, Taille und Hüften

Achtung: Falls Sie Knieprobleme haben, sollten Sie bei dieser Übung sehr vorsichtig sein.

Setzen Sie sich mit gekreuzten Beinen auf die Matte.

1 Lassen Sie die Knie locker nach außen sinken und stützen Sie sich mit den Händen vorne ab. Atmen Sie tief ein.

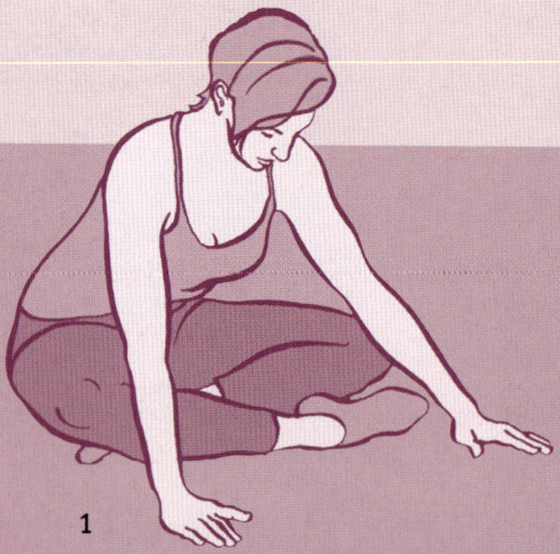

1

2

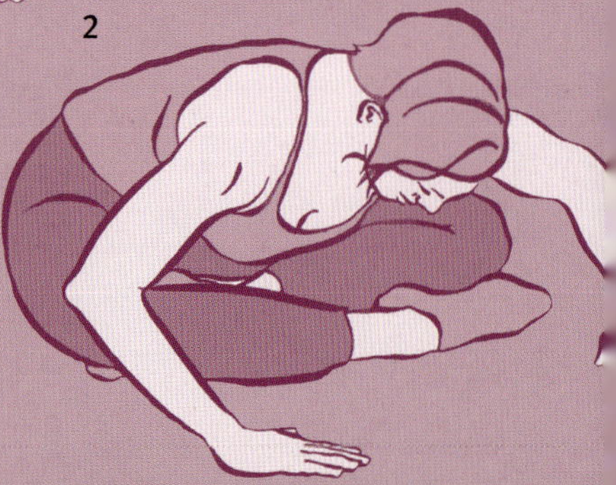

2 Beim Ausatmen lehnen Sie sich aus den Hüften heraus nach vorne und winkeln die Ellbogen an. Bleiben Sie fünf tiefe Atemzüge lang in dieser Haltung und ziehen Sie die Bauchmuskeln dabei sanft ein.

3 Drehen und dehnen Sie Ihren Oberkörper zum linken Knie hin. Die rechte Gesäßbacke bleibt dabei auf der Matte. Bleiben Sie wieder fünf tiefe Atemzüge lang so; dann kreuzen Sie die Beine andersherum und wiederholen die Übung zur rechten Seite hin.

- **FORTGESCHRITTENE VARIANTE** Legen Sie den linken Fußknöchel auf das rechte Knie (*siehe unten*), um Ihren Körper noch mehr zu dehnen.

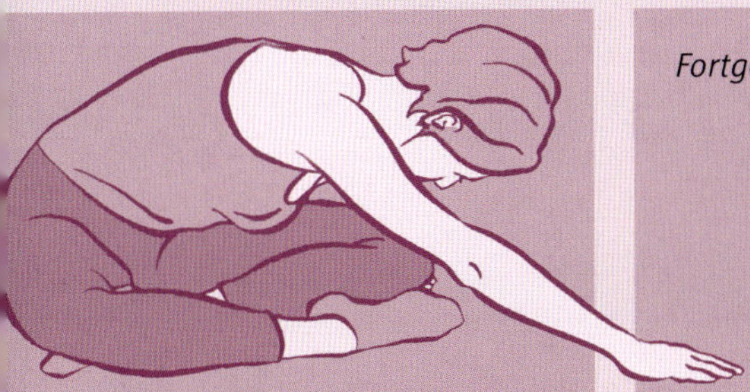

3

Fortgeschrittene Variante

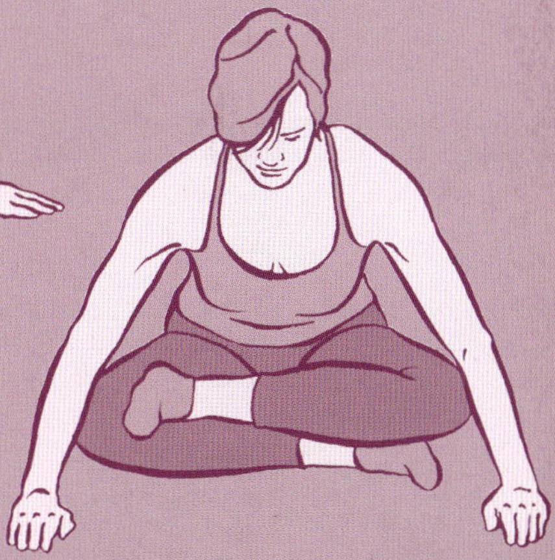

23 Hüftdehnung

Dehnt die Hüftbeuger und die Vorderseiten der Oberschenkel

Knien Sie sich auf die Matte.

1 Stellen Sie das linke Bein so auf, dass es einen rechten Winkel bildet. Schieben Sie das rechte Bein nach hinten und stützen Sie sich mit beiden Händen auf dem linken Knie ab. Atmen Sie ein. Beim Ausatmen schieben Sie die Hüften nach vorne, heben den Brustkorb an und ziehen die Bauchmuskeln ein. Halten Sie diese Dehnung fünf tiefe Atemzüge lang.

1

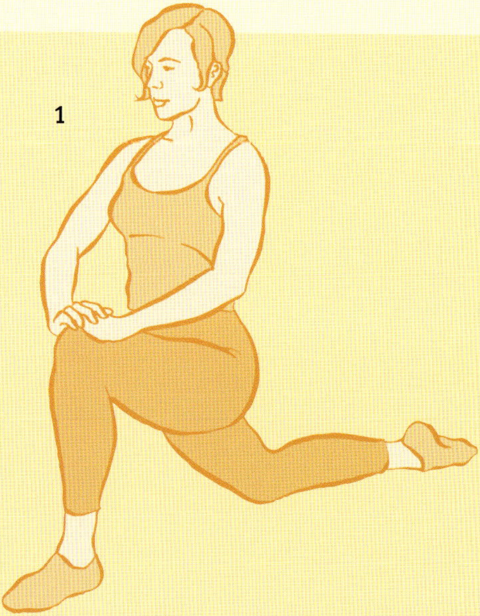

2 Heben Sie den rechten Arm aus der Taille heraus nach oben und strecken Sie den linken Arm an der Innenseite des linken Knies vorbei zum Boden hin. Beim Ausatmen strecken Sie die Arme in umgekehrter Richtung aus und atmen fünfmal langsam und tief ein. Ziehen Sie bei jedem Ausatmen die Bauchmuskeln ein.

Dann wiederholen Sie die Übung zur anderen Seite hin.

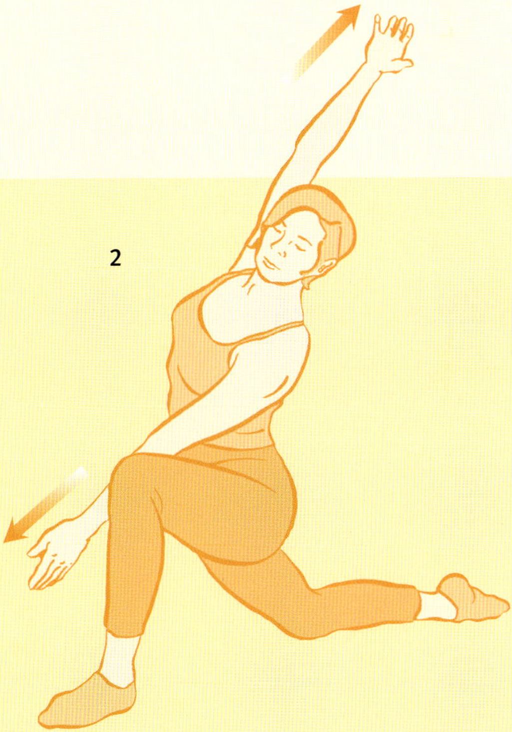

24 Seitendehnung im Stehen

Dehnt die Seiten der Taille

Stellen Sie sich aufrecht hin. Ihre Füße stehen hüftbreit auseinander.

1 Strecken Sie den linken Arm nach oben und den rechten Arm nach unten. Atmen Sie ein.

1

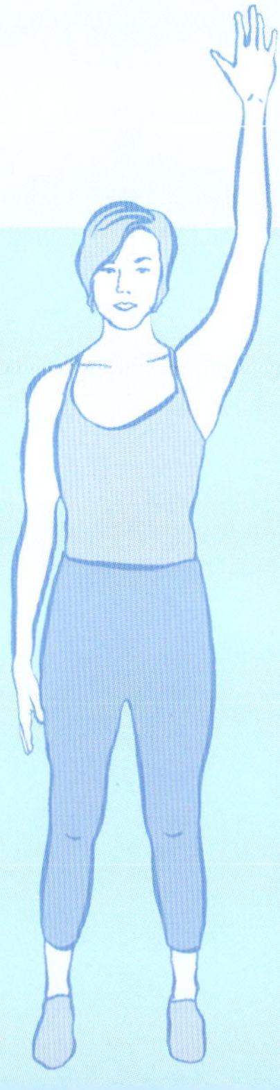

2 Beim Ausatmen bewegen Sie Ihren linken Arm über den Kopf hinweg nach rechts. Konzentrieren Sie sich dabei auf die Dehnung zwischen linkem Fuß und linker Hand und spannen Sie die Bauchmuskeln an. Fünfmal wiederholen.

3 Anschließend wiederholen Sie die gleiche Bewegung fünfmal mit dem rechten Arm.

2

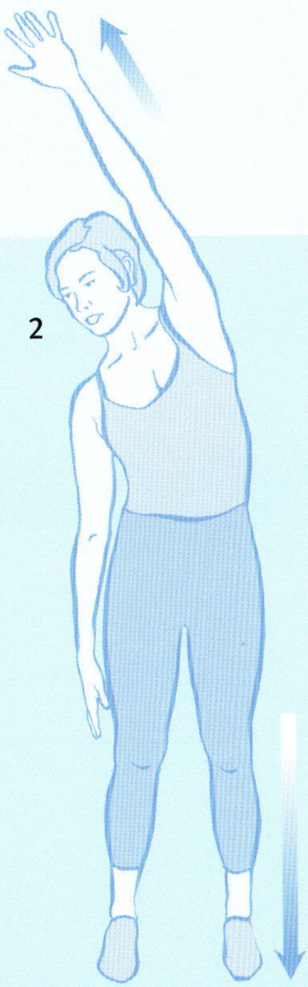

3

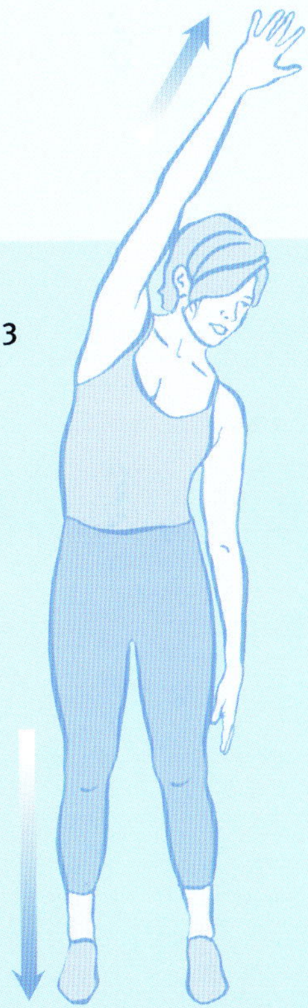

Aufwach-sequenz

20-MINUTEN-TRAINING

Alle Übungen dieses Trainings sind auch in der kompletten Übungssequenz enthalten, mit der Sie sich vorher vertraut gemacht haben sollten. Die Übungen, die ich ausgewählt habe, schenken Ihnen grenzenlose Energie, damit Sie es jeden Morgen mit dem neuen Tag aufnehmen können!

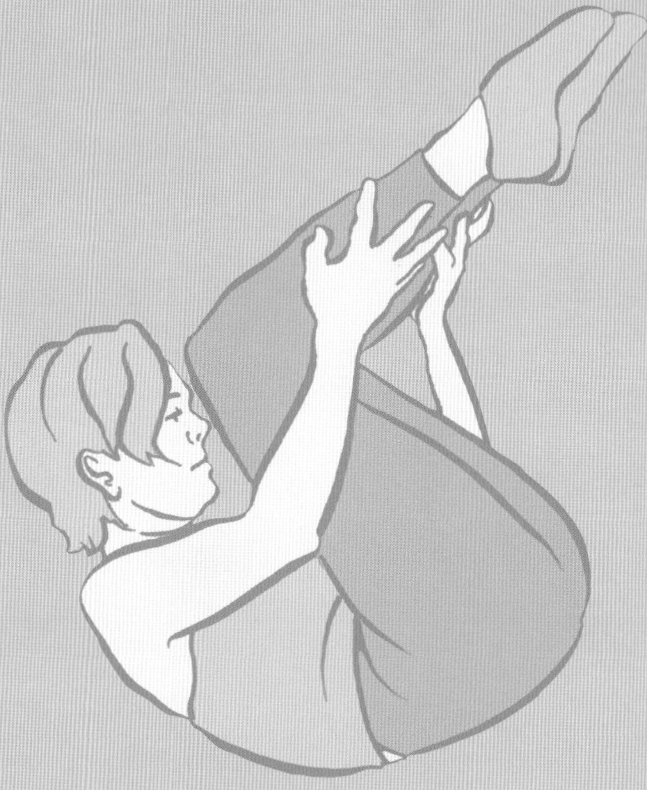

1 Atemarbeit

Aktiviert die tiefen Haltungsmuskeln

Legen Sie sich mit angewinkelten Beinen auf den Rücken. Ihre Füße stehen hüftbreit auseinander, die Arme liegen entspannt an den Seiten. Halten Sie die Schultern locker und lassen Sie Nacken und Steißbein in leicht gedehnter Haltung in die Matte hineinsinken. Diese *neutrale Wirbelsäulenposition* finden Sie, indem Sie eine Hand in den kleinen Zwischenraum zwischen Ihrem Kreuz und dem Boden schieben. Achten Sie darauf, kein Hohlkreuz zu machen!

1 Atmen Sie langsam durch die Nase ein und ziehen Sie die Luft tief in Ihre Lungen.

1

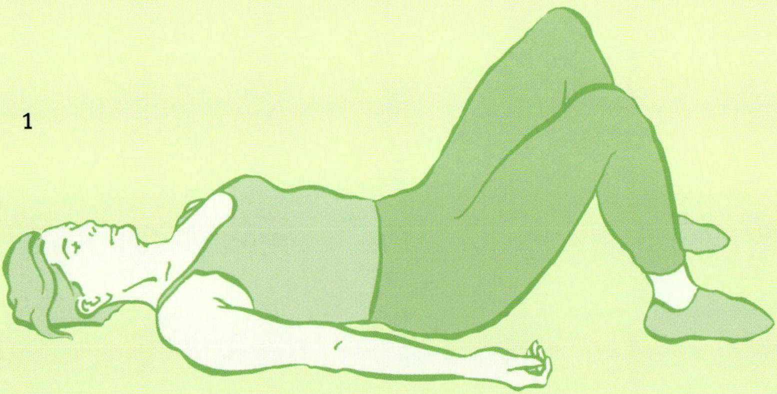

2 Atmen Sie durch den Mund aus, spannen Sie dabei den Beckenboden an und ziehen Sie die Bauchmuskeln ein. Versuchen Sie am Ende des Ausatmens Ihre Rippen zusammenzuziehen. »Denken« Sie Ihren Bauchnabel zur Wirbelsäule, ohne Ihr Becken zu bewegen oder die Schultern hochzuziehen.

Wiederholen Sie das zehnmal und achten Sie darauf, dabei nicht in eine »Pressatmung« zu verfallen.

- Diese Atemtechnik ist Bestandteil der nun folgenden Übungssequenz.

2

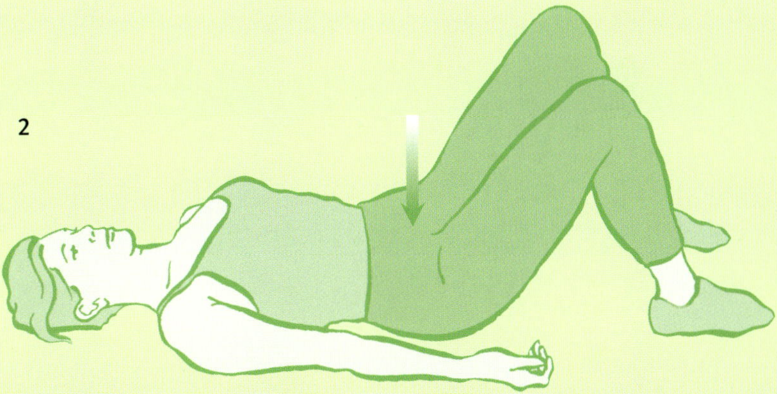

2 Beckenkippen

Mobilisiert Becken und Lendenwirbelsäule, koordiniert Atemarbeit und Bewegung

Das Beckenkippen geht so ähnlich wie die Atemübung auf der vorherigen Seite, doch dabei kippt man das Becken leicht vor und zurück.

Legen Sie sich mit angewinkelten Beinen auf den Rücken. Ihre Füße stehen hüftbreit auseinander, die Arme liegen locker an den Seiten. Entspannen Sie Schultern und Wirbelsäule und dehnen Sie Nacken und Steißbein leicht (*neutrale Position*).

1

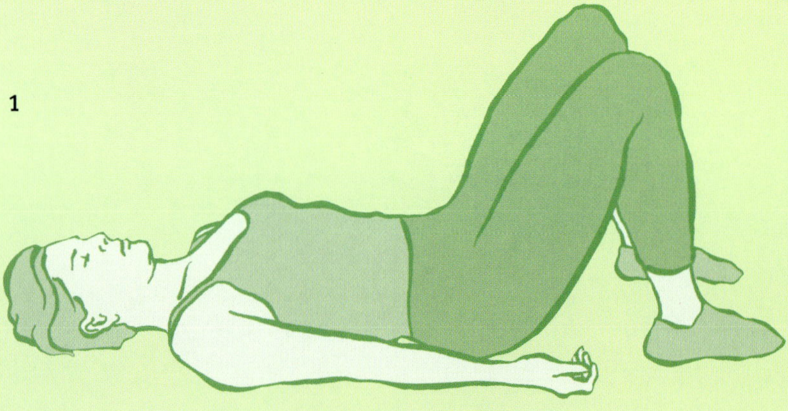

1 Atmen Sie tief ein; ziehen Sie die Atemluft seitlich in den Brustkorb hinein.

2 Beim Ausatmen spannen Sie Beckenboden und Bauchmuskulatur (nicht die Gesäßmuskeln oder Hüftbeuger) an, ziehen die Bauchmuskeln ein, kippen das Becken in Richtung Bauchnabel und rollen dabei mit dem Steißbein langsam vom Boden ab. Beim Einatmen lassen Sie das Steißbein wieder in die neutrale Position zurücksinken. Achten Sie darauf, dabei kein Hohlkreuz zu machen.

Wiederholen Sie Schritt 2 zehnmal.

2

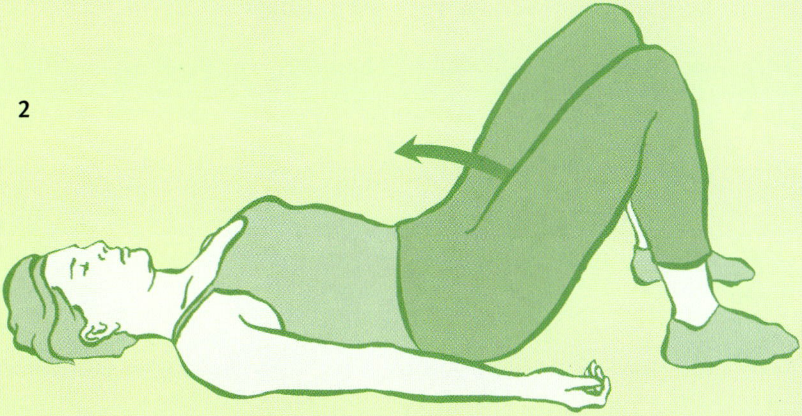

3 Beckenheben

Mobilisiert und dehnt alle Wirbelsäulenmuskeln

Diese Übung ist eine Fortsetzung des Beckenkippens; aber diesmal wird die ganze Wirbelsäule vom Boden abgehoben.

1 Atmen Sie tief ein; ziehen Sie die Atemluft seitlich in den Brustkorb hinein.

2 Atmen Sie langsam aus, spannen Sie Beckenboden und Bauchmuskulatur an und kippen Sie das Becken in Richtung Bauchnabel (die Bewegung

1

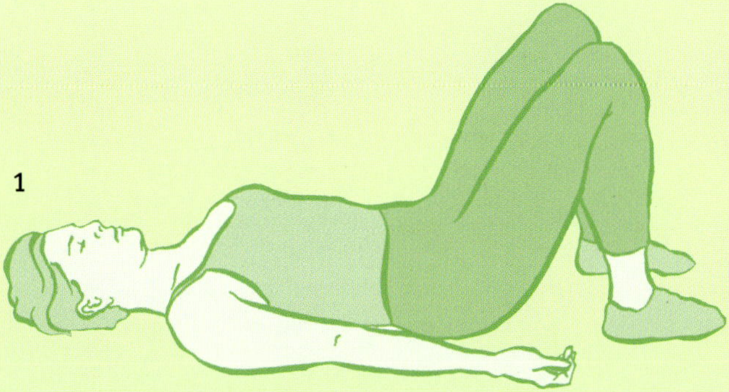

geht von den Bauchmuskeln aus). Rollen Sie Ihren Rücken Wirbel für Wirbel von der Matte ab. Heben Sie Ihr Becken dabei nicht zu hoch, um nicht ins Hohlkreuz zu fallen. Schultern und Nacken bleiben locker und entspannt.

3 Beim nächsten Einatmen bleiben Sie in dieser Position. Dann atmen Sie langsam aus und rollen Ihren Rücken Wirbel für Wirbel wieder auf den Boden zurück. Dabei wird die ganze Wirbelsäule gedehnt.

Zehnmal wiederholen.

2

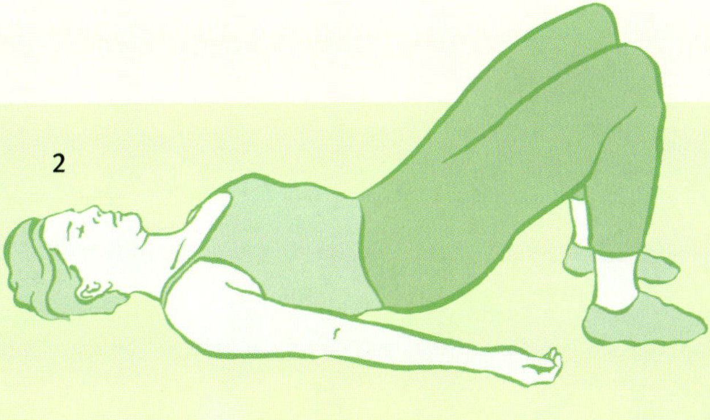

3

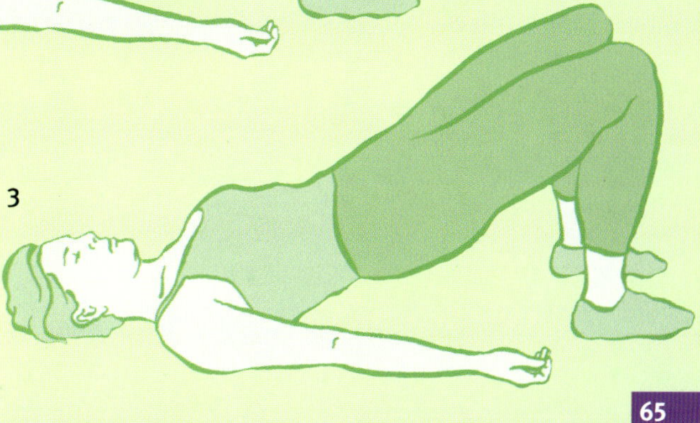

4 Armstreckungen

Mobilisiert und stabilisiert die Schulterblätter, dehnt die Muskeln im oberen und mittleren Rückenbereich

Legen Sie sich in neutraler Position auf den Rücken. Ihre Beine sind angewinkelt, die Füße stehen hüftbreit auseinander. Ziehen Sie Ihre Schultern nach unten, um den Nacken zu dehnen. Ihre Schulterblätter sind weit auseinander und liegen flach auf der Matte. Das ist die neutrale Schulterposition.

1 Beim Einatmen strecken Sie die Arme nach oben und ziehen dabei die Schulterblätter noch weiter auseinander, heben sie aber nicht nach oben.

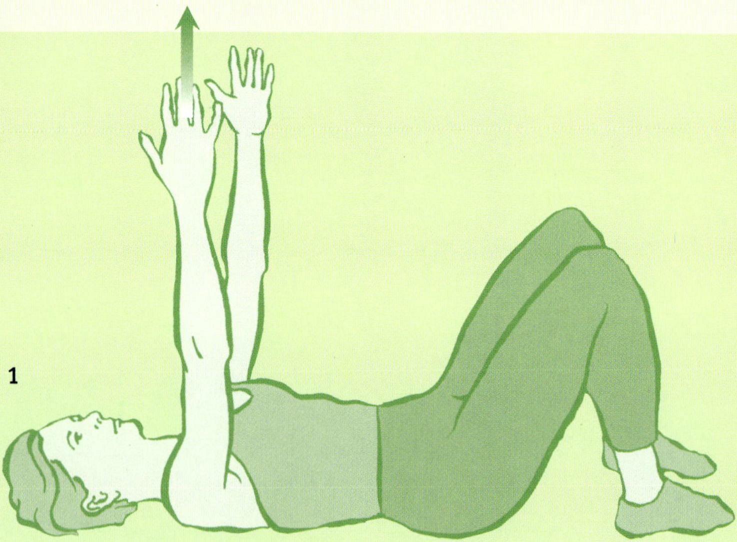
1

2 Beim Ausatmen lassen Sie die Schulterblätter wieder in die neutrale Ausgangsposition zurücksinken, ohne dabei ein Hohlkreuz zu machen.

Wiederholen Sie das zehnmal und achten Sie darauf, Brustkorb und oberen Rückenbereich dabei gedehnt zu halten.

2

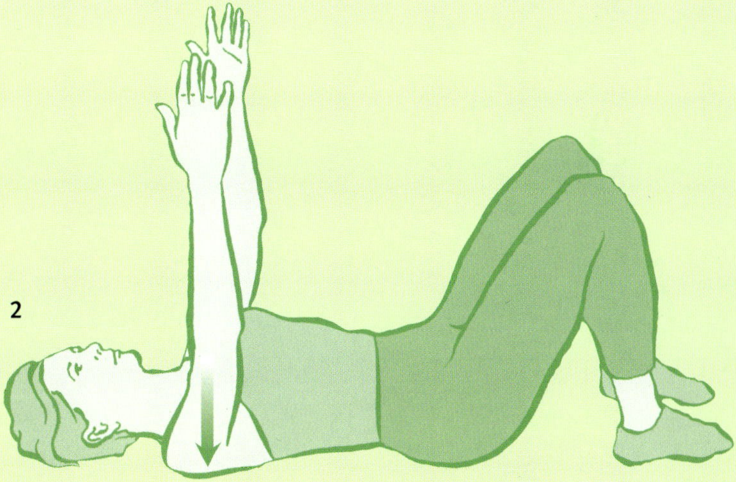

5 Weltreise

Mobilisiert die Schultergelenke, dehnt Brust- und mittleren Rückenbereich

Achtung: Wenn Sie schon einmal eine Schulterverrenkung hatten, ist diese Übung für Sie nicht geeignet.

Sie können ein kleines, zusammengefaltetes Handtuch unter Ihren Nacken legen, damit Ihre Halswirbelsäule nicht nach unten abknickt.

1 Legen Sie sich mit angewinkelten, geschlossenen Beinen auf die rechte Seite und strecken Sie die Arme mit aneinandergelegten Handflächen vor sich aus.

1

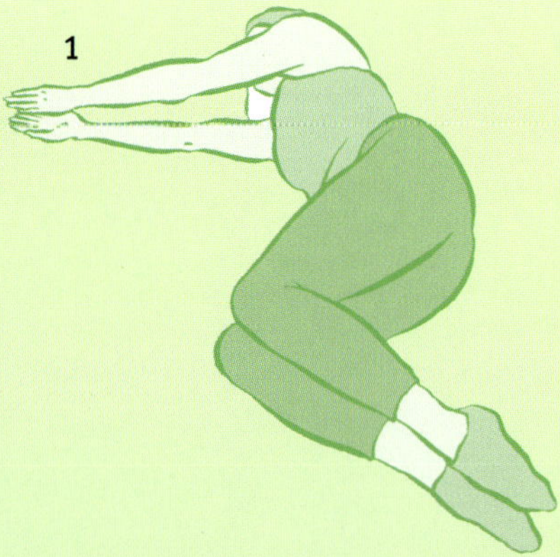

2

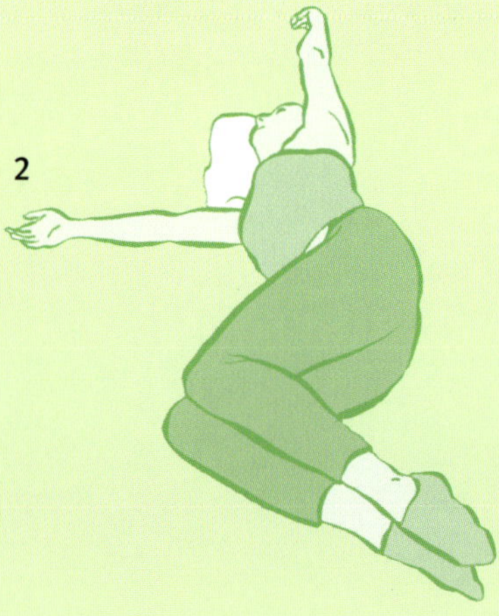

2 Drehen Sie Ihren linken Arm in einer langsamen, fließenden, kreisförmigen Bewegung in Richtung Kopf. Folgen Sie dieser Bewegung mit den Augen. Ihr Kopf bleibt dabei entspannt auf der Matte liegen, und die Knie bleiben geschlossen.

3 Drehen Sie den Arm weiter nach rechts, bis er hinter Ihnen auf dem Boden liegt. Jetzt liegen beide Schulterblätter flach auf der Matte. Bei dieser sanften Drehung Ihrer Wirbelsäule sollten Sie ein angenehmes Dehnungsgefühl im mittleren Rückenbereich spüren.

4 Zum Schluss heben Sie den Arm über Ihre linke Hüfte hinweg in die Ausgangsposition zurück.

Wiederholen Sie das zehnmal. Dann drehen Sie sich auf die linke Seite und wiederholen das Ganze mit dem anderen Arm.

3

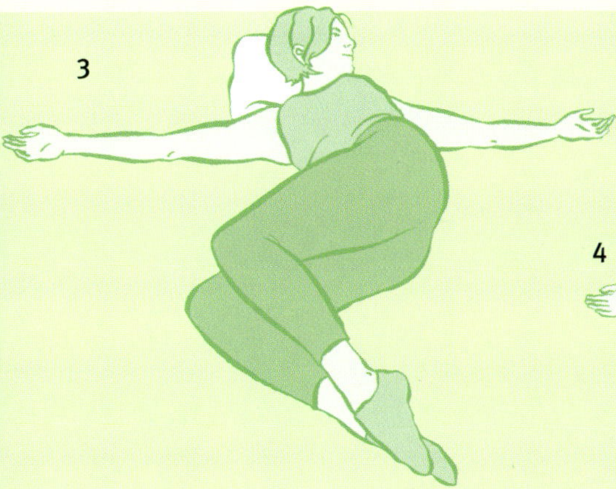

4

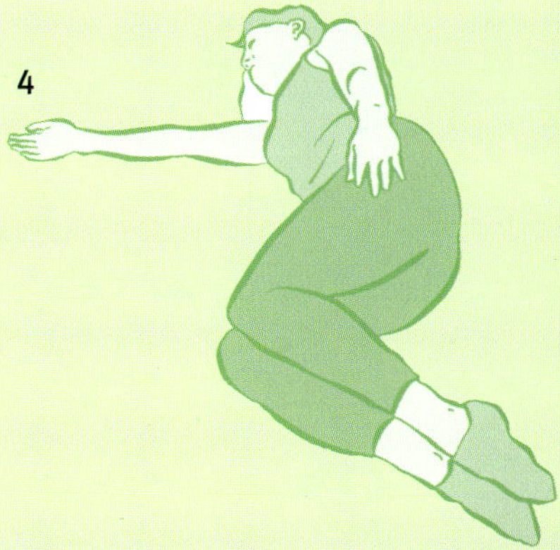

6 Hunderter

Fördert die Atemkontrolle, stärkt Bauch- und Haltungsmuskeln, stabilisiert Schultern und Becken

Legen Sie ein kleines, zusammengefaltetes Handtuch unter Ihren Kopf, damit Ihr Nacken sich nicht verspannt. Dann legen Sie sich mit angewinkelten Beinen in neutraler Position auf den Rücken; Ihre Füße stehen hüftbreit auseinander, die Arme liegen seitlich neben Ihnen.

1 Heben Sie Ihre Arme leicht von der Matte ab und bewegen Sie sie in einer fließenden Bewegung auf und ab. Achten Sie darauf, dabei regelmäßig zu atmen.

1

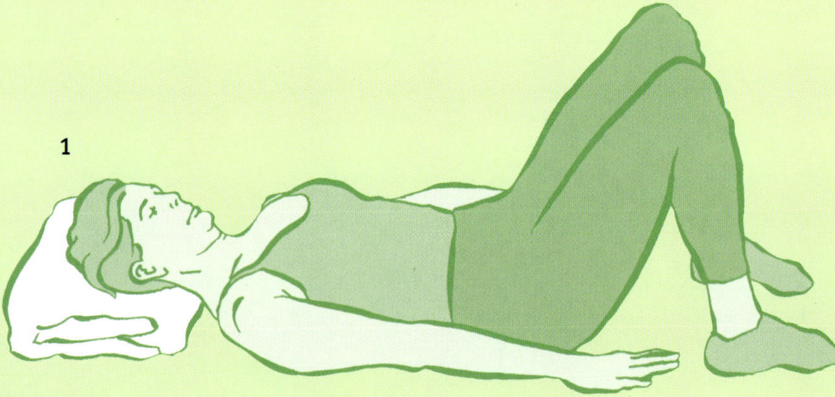

2 Atmen Sie tief ein und zählen Sie dabei bis fünf. Beim Ausatmen zählen Sie wieder bis fünf, spannen den Beckenboden an und ziehen die Bauchmuskeln ein. Halten Sie die Arme gerade ausgestreckt und strecken Sie die Finger zu den Füßen hin; aber verkrampfen Sie Ihren Nacken dabei nicht. Spüren Sie bei jedem Ausatmen, wie die ganze Luft aus Ihren Lungen herausgedrückt wird.

Machen Sie das insgesamt zehnmal.

2

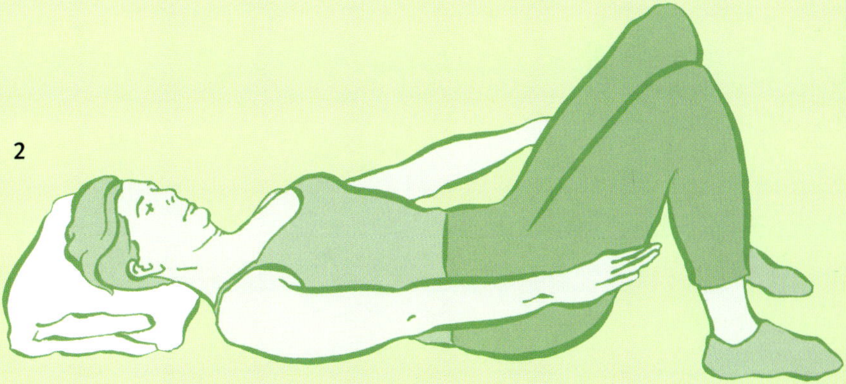

7 Rollen wie ein Ball

Koordiniert die Bauchmuskulatur und mobilisiert die Wirbelsäule

Setzen Sie sich am vorderen Ende der Matte auf den Boden.

1 Ziehen Sie die Knie in Richtung Brust; die Zehen bleiben dabei auf der Matte, Ihr Gewicht ruht auf dem Steißbein. Ziehen Sie den Bauch kräftig ein und legen Sie die Hände außen an die Wadenmuskeln.

1

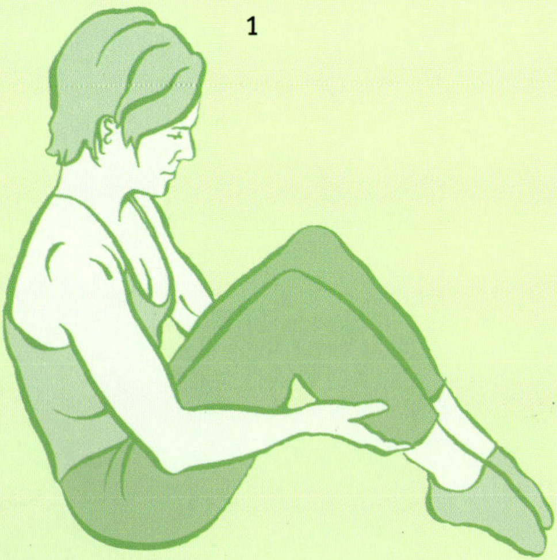

2

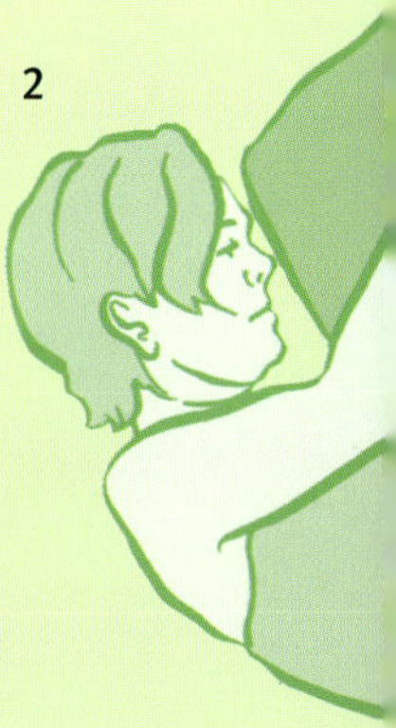

2 Beim Einatmen rollen Sie sich langsam nach hinten auf die Schulterblätter. Ihr Kopf darf die Matte nicht berühren.

3 Rollen Sie anschließend sofort wieder in die Ausgangsposition (Schritt 1) zurück. Dabei atmen Sie aus und spannen die Bauchmuskeln an. Das Rollen wird Ihnen leichter fallen, wenn Sie das Kinn an die Brust drücken und die Fersen in Richtung Gesäß schieben.

Zehnmal wiederholen.

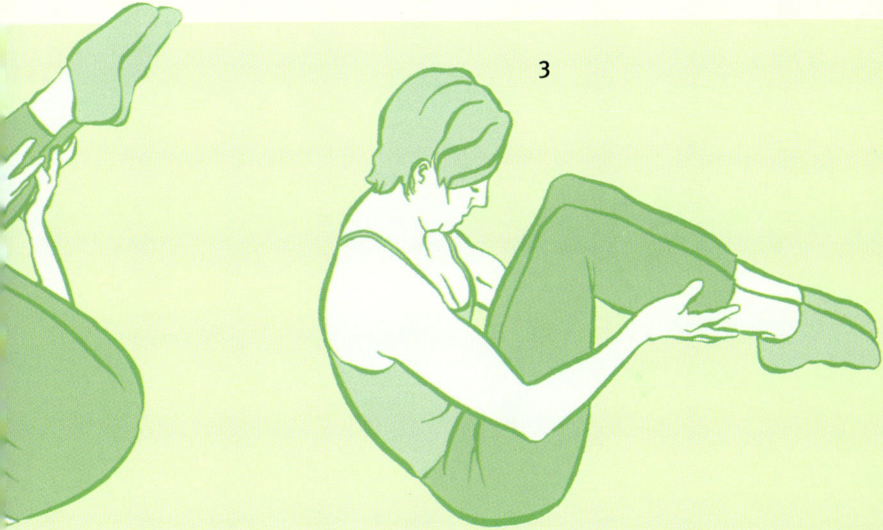

3

8 Wirbelsäulendehnung

Mobilisiert und dehnt die Wirbelsäule, dehnt die Achillessehnen

Setzen Sie sich mit leicht gebeugten Knien auf den Boden; Ihre Beine stehen etwas mehr als hüftbreit auseinander.

1 Strecken Sie die Arme in Schulterhöhe nach vorne aus. Dehnen Sie Ihre Wirbelsäule nach oben und ziehen Sie die Schultern nach unten zu den Hüften hin. Falls Ihnen das schwerfallen sollte, beugen Sie die Knie noch ein bisschen mehr. Ihre Füße bleiben flach auf dem Boden. Atmen Sie tief in den Brustkorb hinein.

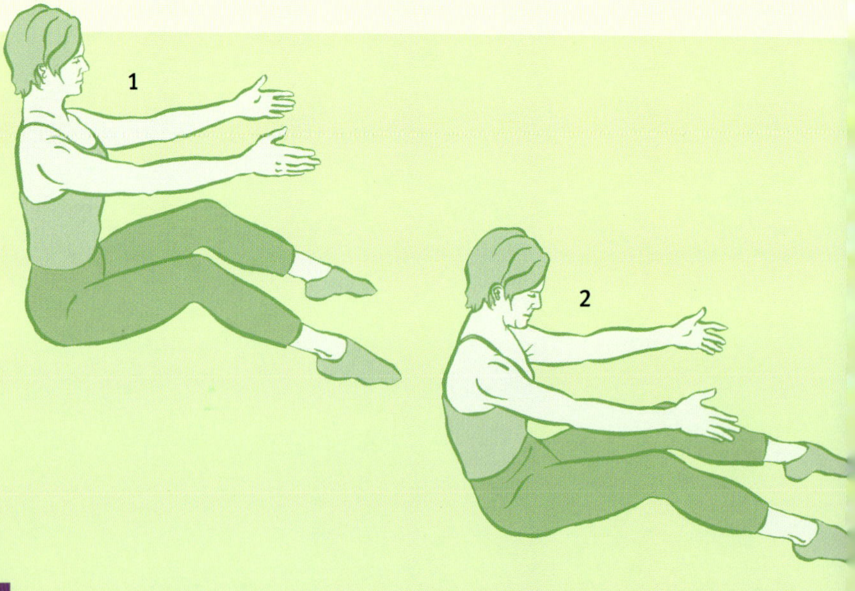

2 Beim Ausatmen ziehen Sie die Bauchmuskeln ein, krümmen den Rücken nach vorne und strecken Ihre Hände nach den Zehen aus, ohne dabei die Schultern hochzuziehen.

3 Beim nächsten Einatmen dehnen Sie Ihre Wirbelsäule noch ein bisschen mehr und ziehen weiterhin den Bauch ein.

4 Beim Ausatmen rollen Sie sich Wirbel für Wirbel wieder nach oben und kehren in die aufrechte Ausgangsposition (Schritt 1) zurück.

Zehnmal wiederholen.

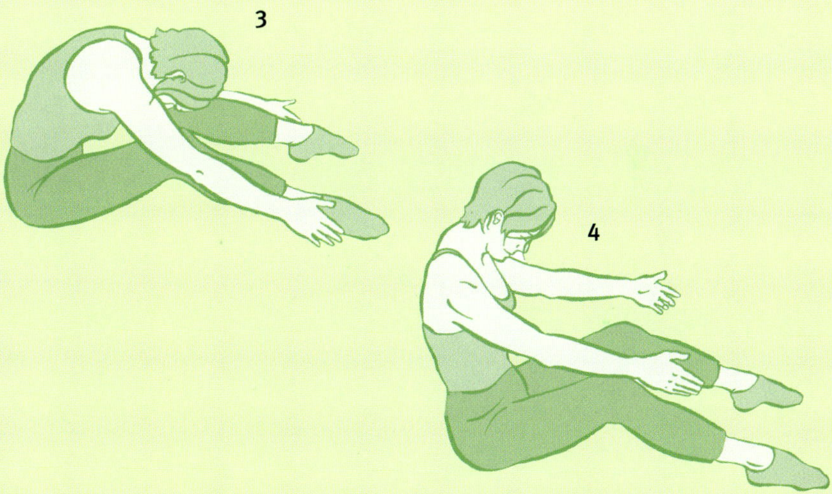

9 Katze

Mobilisiert und dehnt die Wirbelsäule, stabilisiert die Schultern

Gehen Sie auf alle Viere und stützen Sie Ihre Hände unter den Schultern auf dem Boden ab. Knie und Hüften bilden eine Linie.

1 Schauen Sie nach unten, sodass Kopf und Nacken sich auf gleicher Höhe befinden. Ziehen Sie die Schultern von den Ohren weg, dehnen Sie Ihre Wirbelsäule in beiden Richtungen und atmen Sie tief in den Brustkorb hinein.

1

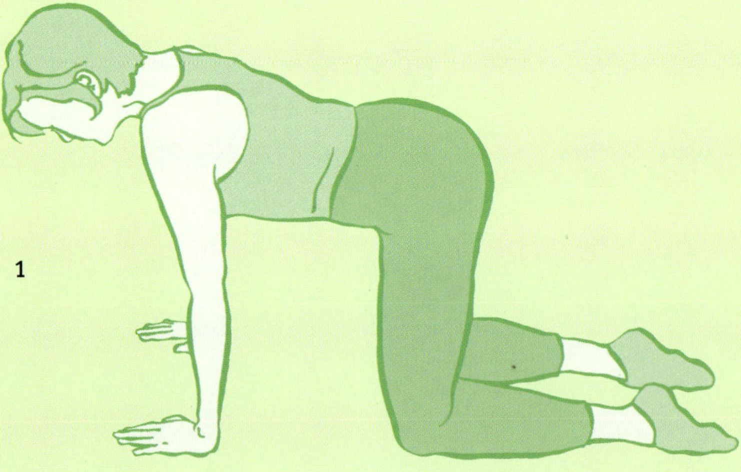

2 Beim Ausatmen spannen Sie den Beckenboden an, ziehen die Bauchmuskeln ein und krümmen den Rücken nach oben. Sobald Sie Ihre Wirbelsäule so weit wie möglich nach oben durchgedrückt haben, atmen Sie ein und drücken die Hände sanft in die Matte hinein, um die Dehnung zu verstärken. Beim Ausatmen kehren Sie in die Ausgangsposition zurück.

Zehnmal wiederholen.

2

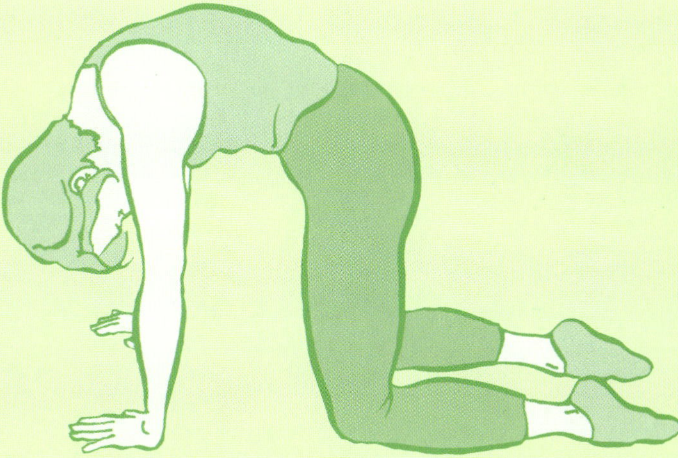

⑩ Gesäßmuskeldehnung

Dehnt Gesäßmuskeln, Taille und Hüften

Achtung: Falls Sie Knieprobleme haben, sollten Sie bei dieser Übung sehr vorsichtig sein.

Setzen Sie sich mit gekreuzten Beinen auf die Matte.

1 Lassen Sie die Knie locker nach außen sinken und stützen Sie sich mit den Händen nach vorne ab. Atmen Sie tief ein.

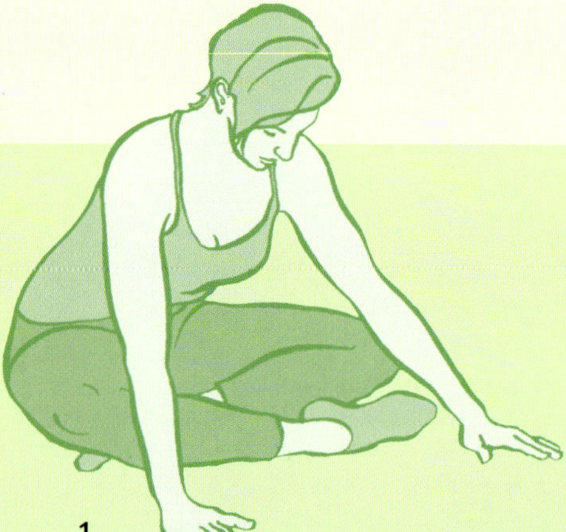

1

2

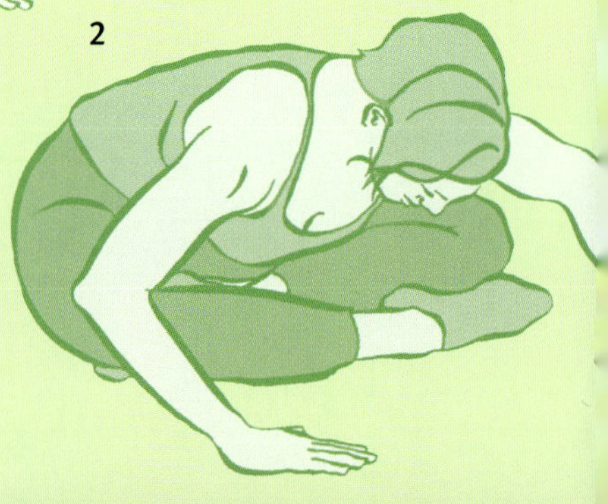

2 Beim Ausatmen lehnen Sie sich aus den Hüften heraus nach vorne und winkeln die Ellbogen an. Bleiben Sie fünf tiefe Atemzüge lang in dieser Haltung und ziehen Sie die Bauchmuskeln dabei sanft ein.

3 Drehen und dehnen Sie Ihren Oberkörper zum linken Knie hin. Die rechte Gesäßbacke bleibt dabei auf der Matte. Bleiben Sie wieder fünf tiefe Atemzüge lang so; dann kreuzen Sie die Beine andersherum und wiederholen die Übung zur rechten Seite hin.

- **FORTGESCHRITTENE VARIANTE** Legen Sie den linken Fußknöchel auf das rechte Knie (*siehe unten*), um Ihren Körper noch mehr zu dehnen.

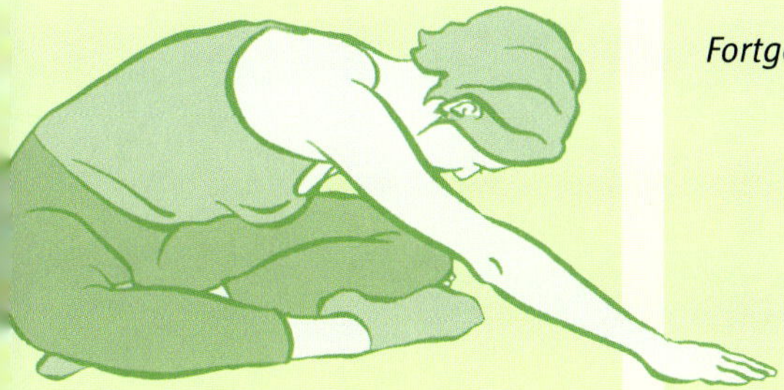

3

Fortgeschrittene Variante

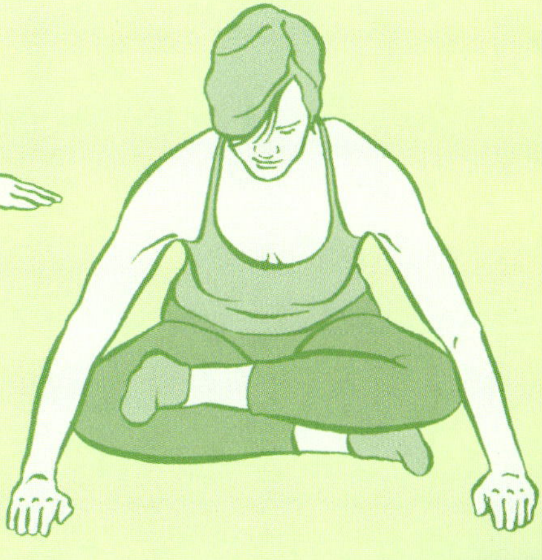

11 Hüftdehnung

Dehnt die Hüftbeuger und die Vorderseiten der Oberschenkel

Knien Sie sich auf die Matte.

1 Stellen Sie das linke Bein so auf, dass es einen rechten Winkel bildet. Schieben Sie das rechte Bein nach hinten und stützen Sie sich mit beiden Händen auf dem linken Knie ab. Atmen Sie ein. Beim Ausatmen schieben Sie die Hüften nach vorne, heben den Brustkorb an und ziehen die Bauchmuskeln ein. Halten Sie diese Dehnung fünf tiefe Atemzüge lang.

1

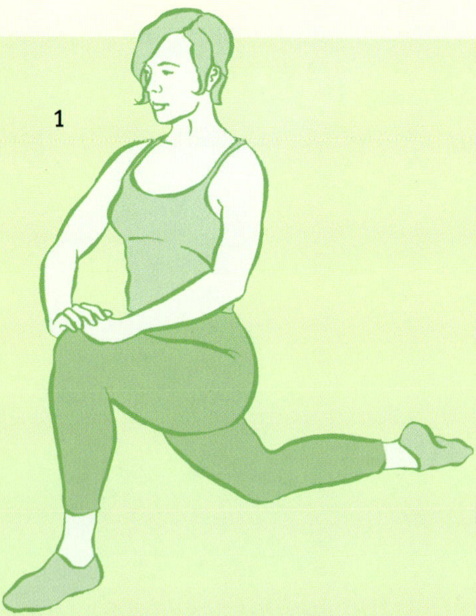

2 Heben Sie den rechten Arm aus der Taille heraus nach oben und strecken Sie den linken Arm an der Innenseite des linken Knies vorbei zum Boden hin. Beim Ausatmen strecken Sie die Arme in umgekehrter Richtung aus und atmen fünfmal langsam und tief ein. Ziehen Sie bei jedem Ausatmen die Bauchmuskeln ein.

Dann wiederholen Sie die Übung zur anderen Seite hin.

2

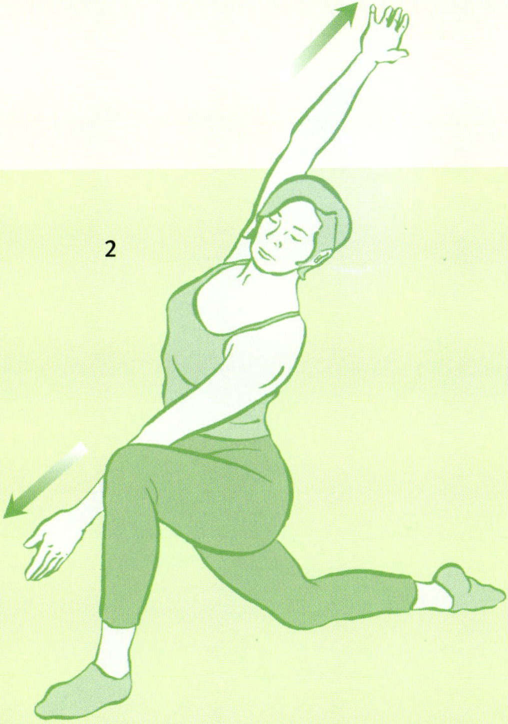

12 Seitendehnung im Stehen

Dehnt die Seiten der Taille

Stellen Sie sich aufrecht hin. Ihre Füße stehen hüftbreit auseinander.

1 Strecken Sie den linken Arm nach oben und den rechten Arm nach unten. Atmen Sie ein.

1

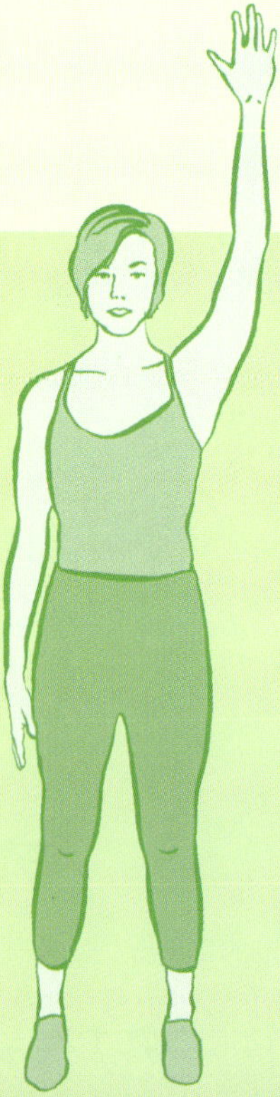

2 Beim Ausatmen bewegen Sie Ihren linken Arm über den Kopf hinweg nach rechts. Konzentrieren Sie sich dabei auf die Dehnung zwischen linkem Fuß und linker Hand und spannen Sie die Bauchmuskeln an. Fünfmal wiederholen.

3 Anschließend wiederholen Sie die gleiche Bewegung fünfmal mit dem rechten Arm.

2

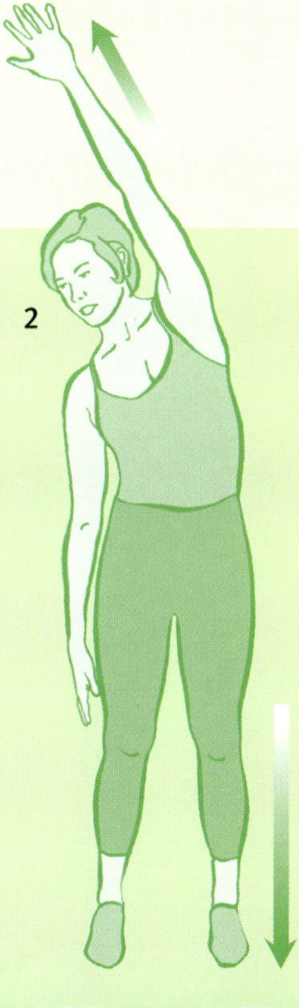

3

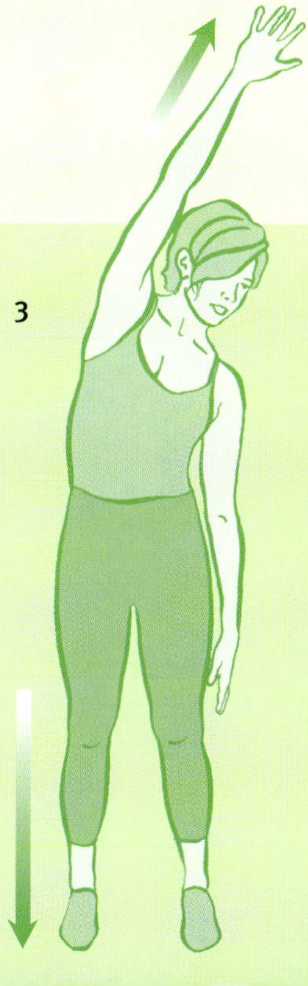

Nacken und Schultern

10-MINUTEN-TRAINING

Dieses Training umfasst einige Übungen aus der kompletten Übungssequenz, aber zusätzlich auch noch ein paar neue, die sich besonders positiv auf Nacken und Schultern auswirken. Die neuen Übungen sind mit dem Piktogramm ◈ gekennzeichnet.

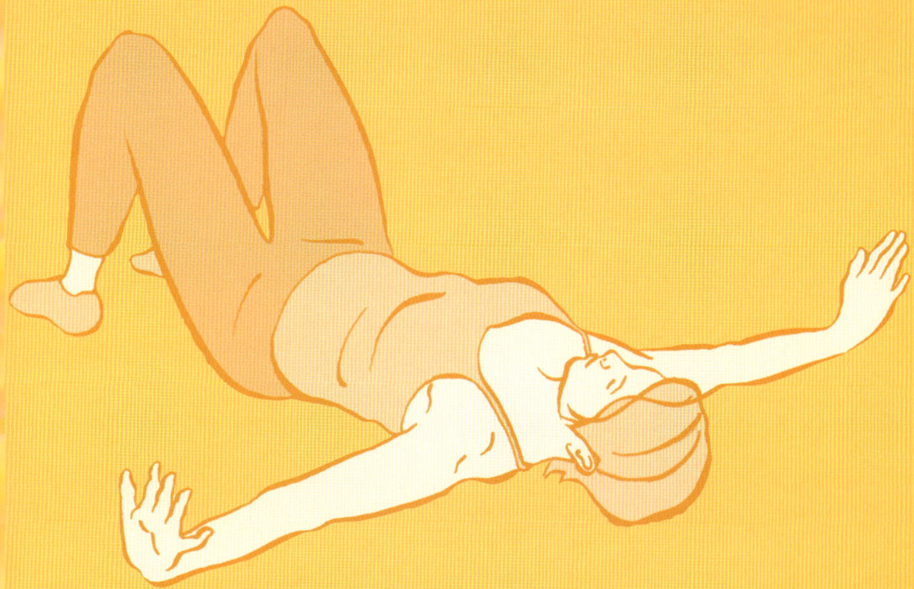

1 Atemarbeit

Aktiviert die tiefen Haltungsmuskeln

Legen Sie sich mit angewinkelten Beinen auf den Rücken. Ihre Füße stehen hüftbreit auseinander, die Arme liegen entspannt an den Seiten. Halten Sie die Schultern locker und lassen Sie Nacken und Steißbein in leicht gedehnter Haltung in die Matte hineinsinken. Diese neutrale Wirbelsäulenposition finden Sie, indem Sie eine Hand in den kleinen Zwischenraum zwischen Ihrem Kreuz und dem Boden schieben. Achten Sie darauf, kein Hohlkreuz zu machen!

1 Atmen Sie langsam durch die Nase ein und ziehen Sie die Luft tief in Ihre Lungen.

1

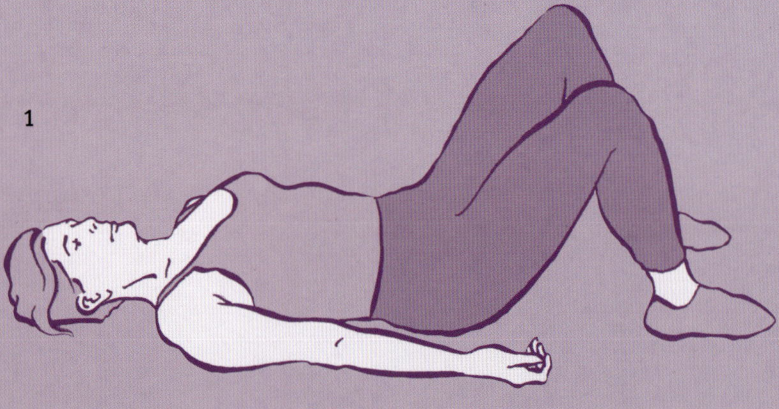

2 Atmen Sie durch den Mund aus, spannen Sie dabei den Beckenboden an und ziehen Sie die Bauchmuskeln ein. Versuchen Sie am Ende des Ausatmens Ihre Rippen zusammenzuziehen. »Denken« Sie Ihren Bauchnabel zur Wirbelsäule, ohne Ihr Becken zu bewegen oder die Schultern hochzuziehen.

Wiederholen Sie das zehnmal und achten Sie darauf, dabei nicht in eine »Pressatmung« zu verfallen.

- Diese Atemtechnik ist Bestandteil der nun folgenden Übungssequenz.

2

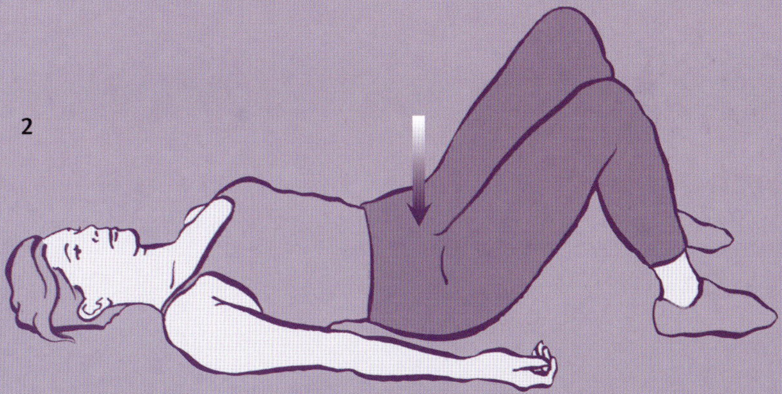

2 Mit dem Kinn nicken

Trägt zur Dehnung des Nackens bei, löst Verspannungen in Nacken und Schultern

Legen Sie sich mit angewinkelten Beinen auf den Rücken. Ihre Füße stehen hüftbreit auseinander, die Arme liegen an den Seiten.

1 Entspannen Sie Ihre Wirbelsäule in der neutralen Position und lockern Sie alle Verspannungen im vorderen Hüftbereich. Dehnen Sie Ihre Arme zu den Füßen hin. Beim Einatmen schieben Sie die Schultern nach unten, um Ihren Nacken zu dehnen.

1

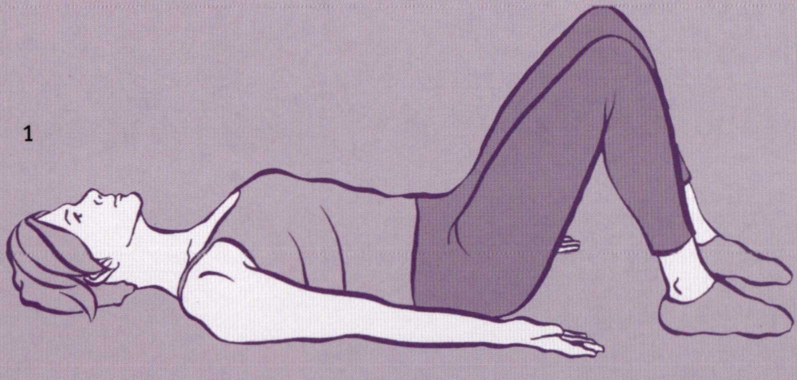

2 Beim Ausatmen schieben Sie das Kinn zur Brust und dehnen Ihren Nacken, indem Sie ihn sanft in die Matte drücken. Achten Sie darauf, dabei kein Hohlkreuz zu machen. Dann lassen Sie Ihr Kinn in die Ausgangsposition zurückkehren. Halten Sie die Schultern während der ganzen Übung locker und entspannt!

Zehnmal wiederholen.

2

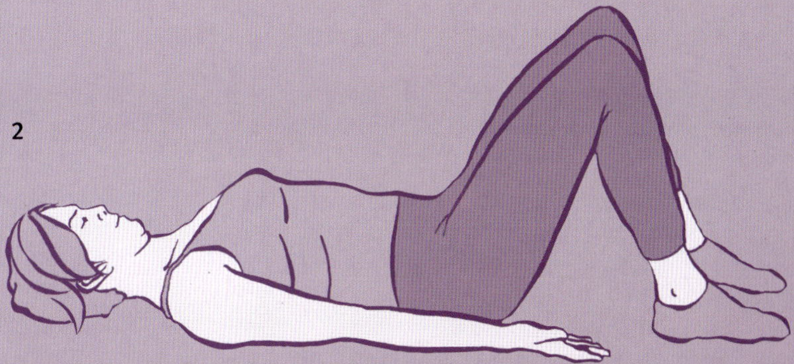

3 Armstreckungen

Mobilisiert und stabilisiert die Schulterblätter, dehnt die Muskeln im oberen und mittleren Rückenbereich

Legen Sie sich in neutraler Position auf den Rücken. Ihre Beine sind angewinkelt, die Füße stehen hüftbreit auseinander. Ziehen Sie Ihre Schultern nach unten, um den Nacken zu dehnen. Ihre Schulterblätter sind weit auseinander und liegen flach auf der Matte. Das ist die *neutrale Schulterposition*.

1 Beim Einatmen strecken Sie die Arme nach oben und ziehen dabei die Schulterblätter noch weiter auseinander, heben sie aber nicht nach oben.

1

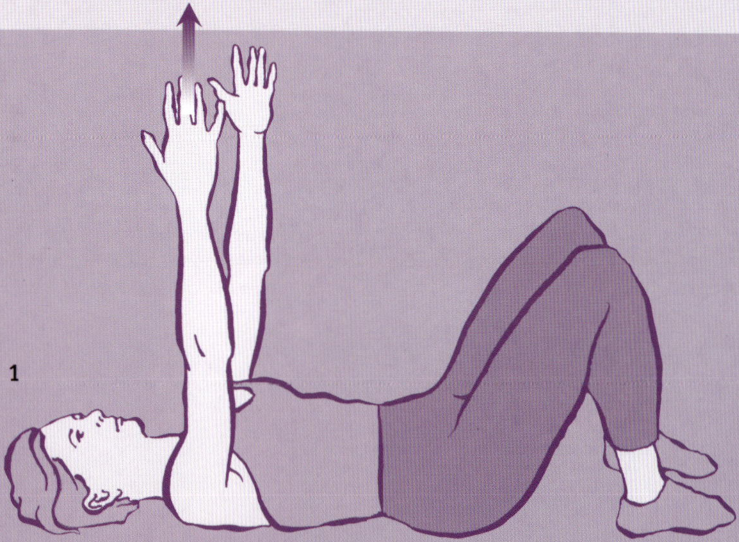

2 Beim Ausatmen lassen Sie die Schulterblätter wieder in die neutrale Ausgangsposition zurücksinken, ohne dabei ein Hohlkreuz zu machen.

Wiederholen Sie das zehnmal und achten Sie darauf, Brustkorb und oberen Rückenbereich dabei gedehnt zu halten.

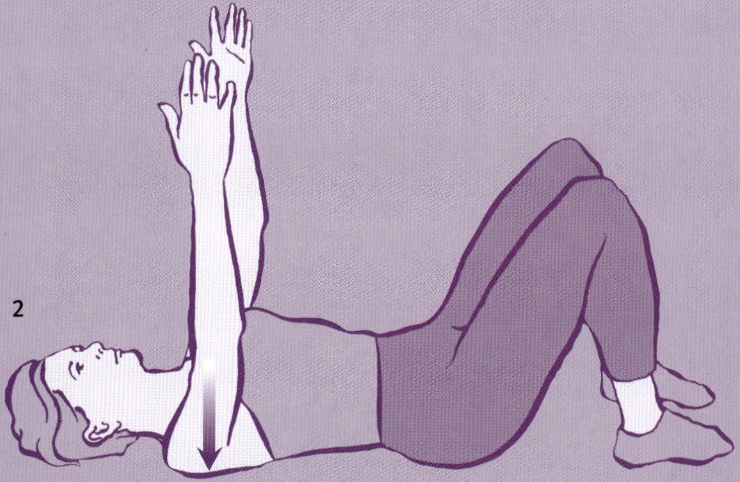
2

4 Nervendehnung

Löst Verspannungen in Schultern und Nacken

Legen Sie sich mit angewinkelten Beinen auf den Rücken. Ihre Füße stehen hüftbreit auseinander.

1 Strecken Sie die Arme in Schulterhöhe seitlich aus; die Handflächen zeigen nach unten. Entspannen Sie Ihre Wirbelsäule in der neutralen Position und lockern Sie alle Verspannungen im vorderen Hüftbereich. Beim Einatmen dehnen Sie Ihren Nacken, indem Sie die Schultern von den Ohren wegschieben.

1

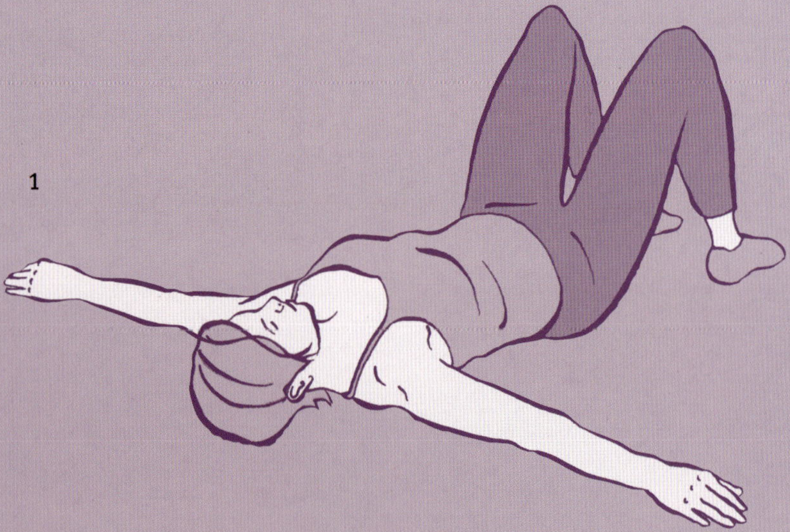

2 Beim Ausatmen beugen Sie Ihre Handgelenke, sodass sich die Handflächen von der Matte abheben, und strecken die Finger nach oben, als würden Sie Ihre Handflächen gegen einen Türrahmen stemmen. Versuchen Sie, dabei kein Hohlkreuz zu machen; Arme und Handgelenke bleiben auf der Matte liegen. Beim nächsten Einatmen lösen Sie die Anspannung wieder.

Zehnmal wiederholen.

2

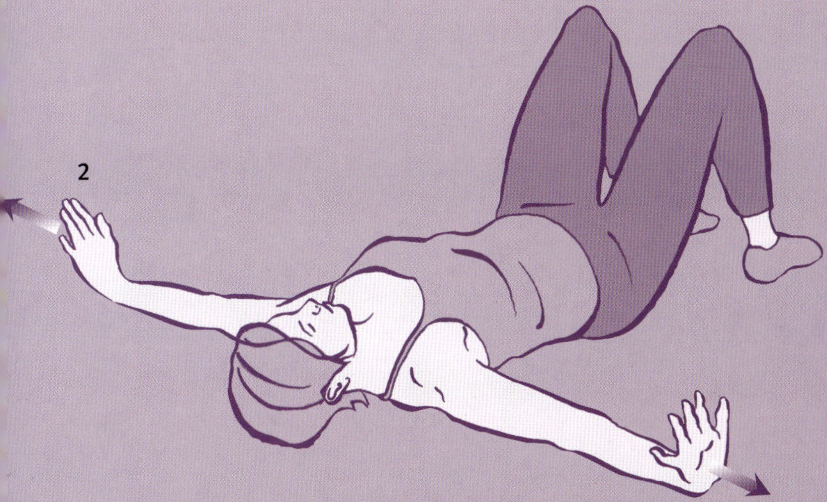

5 Weltreise

Mobilisiert die Schultergelenke, dehnt Brust und mittleren Rückenbereich

Achtung: Wenn Sie schon einmal eine Schulterverrenkung hatten, ist diese Übung für Sie nicht geeignet.

Sie können ein kleines, zusammengefaltetes Handtuch unter Ihren Nacken legen, damit Ihre Halswirbelsäule nicht nach unten abknickt.

1 Legen Sie sich mit angewinkelten, geschlossenen Beinen auf die rechte Seite und strecken Sie die Arme mit aneinandergelegten Handflächen vor sich aus.

1

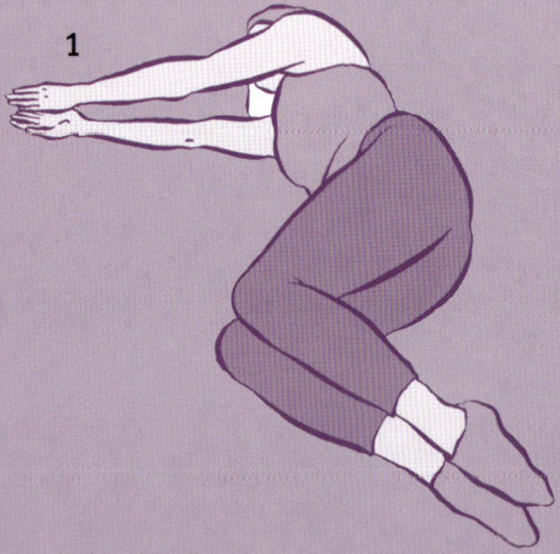

2

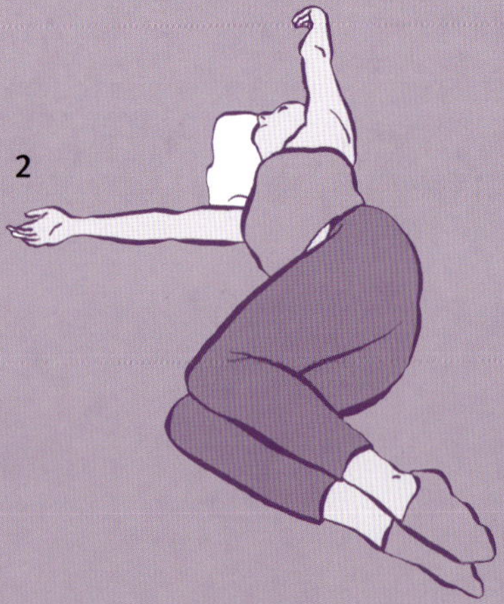

2 Drehen Sie Ihren linken Arm in einer langsamen, fließenden, kreisförmigen Bewegung in Richtung Kopf. Folgen Sie dieser Bewegung mit den Augen. Ihr Kopf bleibt dabei entspannt auf der Matte liegen, und die Knie bleiben geschlossen.

3 Drehen Sie den Arm weiter nach rechts, bis er hinter Ihnen auf dem Boden liegt. Jetzt liegen beide Schulterblätter flach auf der Matte. Bei dieser sanften Drehung Ihrer Wirbelsäule sollten Sie ein angenehmes Dehnungsgefühl im mittleren Rückenbereich spüren.

4 Zum Schluss heben Sie den Arm über Ihre linke Hüfte hinweg in die Ausgangsposition zurück.

Wiederholen Sie das zehnmal. Dann drehen Sie sich auf die linke Seite und wiederholen das Ganze mit dem anderen Arm.

3

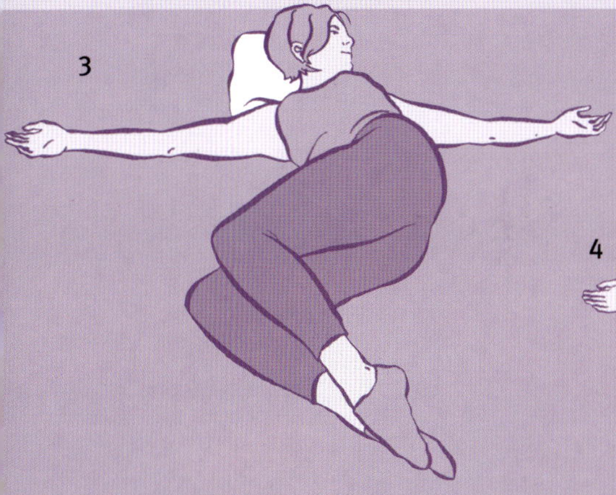

4

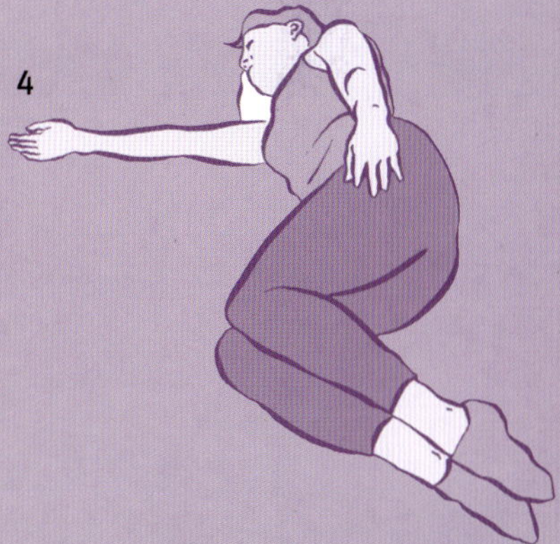

6 Arme einzeln anheben

Stärkt die Haltungsmuskeln der Körpermitte, stabilisiert die Schulterblätter

Gehen Sie auf alle Viere und stützen Sie Ihre Hände unter den Schultern auf dem Boden ab. Knie und Hüften bilden dabei eine Linie.

1 Schauen Sie nach unten, sodass Kopf und Nacken sich auf gleicher Höhe befinden, und ziehen Sie die Schultern von den Ohren weg. Dehnen Sie Ihre Wirbelsäule in beide Richtungen: Kopf und Steißbein. Atmen Sie tief in den Brustkorb hinein.

1

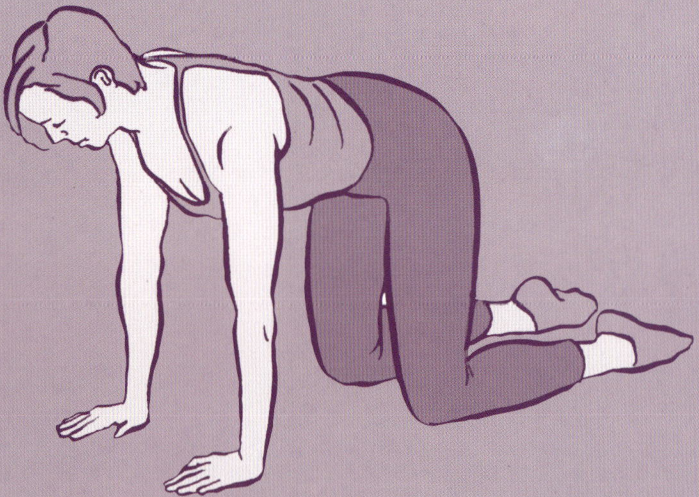

2 Beim Ausatmen spannen Sie den Beckenboden an und ziehen den Bauch ein. Dann heben Sie die linke Hand vom Boden ab und drücken beide Schultern nach unten in Richtung Hüften. Ihre Wirbelsäule bleibt dabei in neutraler Position, und Ihr Gewicht ruht in der Körpermitte; verlagern Sie es nicht auf die eine oder andere Seite. Beim Einatmen legen Sie die Hand wieder auf der Matte ab.

Wiederholen Sie das zehnmal, abwechselnd mit der linken und der rechten Hand.

2

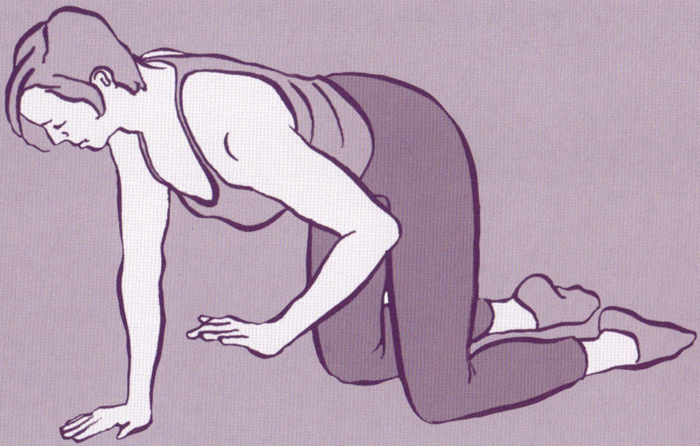

7 Katze

Mobilisiert und dehnt die Wirbelsäule, stabilisiert die Schultern

Gehen Sie auf alle Viere und stützen Sie Ihre Hände unter den Schultern auf dem Boden ab. Knie und Hüften bilden eine Linie.

1 Schauen Sie nach unten, sodass Kopf und Nacken sich auf gleicher Höhe befinden. Ziehen Sie die Schultern von den Ohren weg, dehnen Sie Ihre Wirbelsäule in beiden Richtungen und atmen Sie tief in den Brustkorb hinein.

1

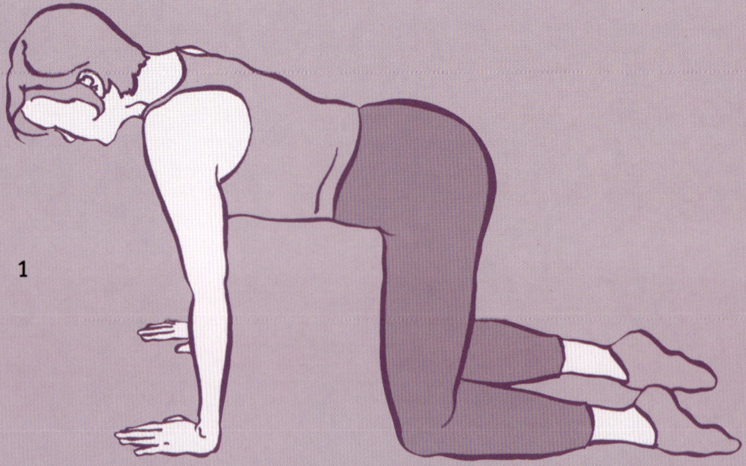

2 Beim Ausatmen spannen Sie den Beckenboden an, ziehen die Bauchmuskeln ein und krümmen den Rücken nach oben. Sobald Sie Ihre Wirbelsäule so weit wie möglich nach oben durchgedrückt haben, atmen Sie ein und drücken die Hände sanft in die Matte hinein, um die Dehnung zu verstärken. Beim Ausatmen kehren Sie in die Ausgangsposition zurück.

Zehnmal wiederholen.

2

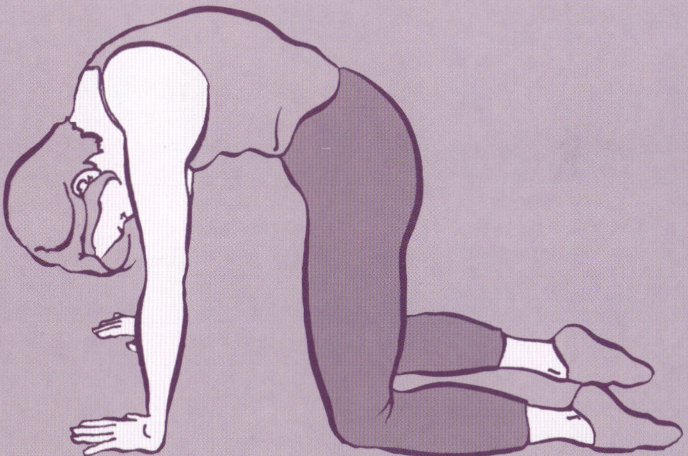

8 Kobra

Stärkt Bauch- und Rückenmuskeln, stabilisiert die Schulterblätter

Legen Sie sich mit dem Gesicht nach unten auf den Bauch. Ihre Beine liegen hüftbreit auseinander.

1 Legen Sie Ihre Handflächen neben den Schultern auf den Boden, winkeln Sie die Ellbogen seitlich am Brustkorb an und drücken Sie sie sanft in die Matte hinein. Schieben Sie die Schulterblätter nach unten und außen in Richtung Hüften und schauen Sie nach unten, um Ihren Nacken zu dehnen. Konzentrieren Sie sich beim Einatmen auf diese Dehnung Ihrer Wirbelsäule nach oben und nach unten.

1

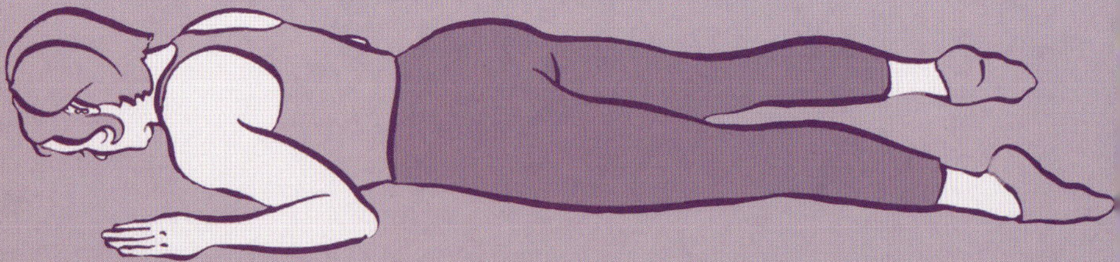

2 Beim Ausatmen spannen Sie den Beckenboden an, ziehen den Nabel ein und heben den Brustkorb von der Matte ab (die Ellbogen bleiben dabei auf den Boden gedrückt). Halten Sie die Bauchmuskeln angespannt, um Ihrem Kreuz Halt zu geben. Beim nächsten Einatmen lassen Sie den Oberkörper wieder auf die Matte sinken.

Zehnmal wiederholen.

2

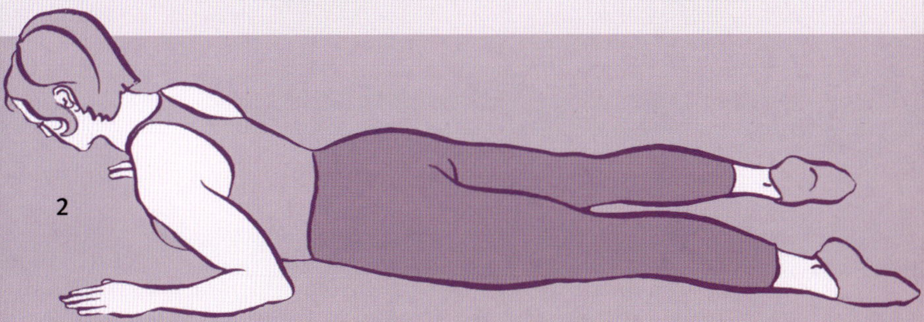

9 Die Nadel einfädeln

Dehnt den oberen und mittleren Rückenbereich

Gehen Sie auf alle Viere und stützen Sie die Hände direkt unter den Schultern ab; Ihre Finger zeigen dabei zueinander hin. Schauen Sie nach unten, sodass Kopf und Nacken sich auf gleicher Höhe befinden, und ziehen Sie die Schultern von den Ohren weg.

1 Beim Einatmen heben Sie die rechte Hand an, sodass die Handfläche zur Decke zeigt.

2 Beim Ausatmen lassen Sie die Hand mit dem Handrücken an der Matte entlang hinter dem stützenden Arm durchgleiten.

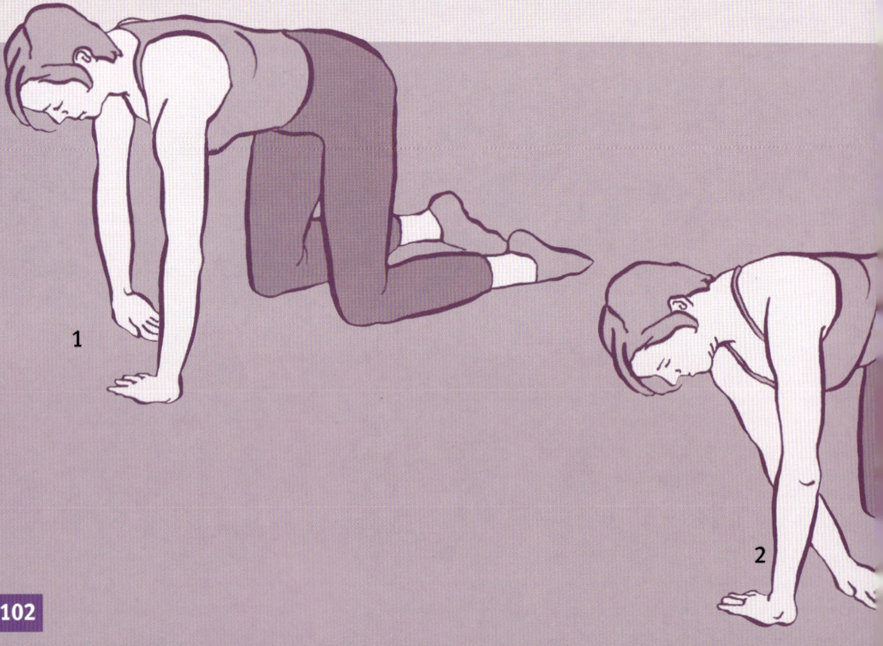

3 Strecken Sie Ihren rechten Arm unter dem Stützarm durch, bis die Hinterseite Ihrer Schulter so nah wie möglich am Boden ist. Beugen Sie den Ellbogen des Stützarms, um Ihre rechte Schulter noch mehr dehnen zu können. Versuchen Sie bei dieser Wirbelsäulendrehung mit den Hüften direkt oberhalb der Knie zu bleiben. Beim Einatmen dehnen Sie den rechten Arm noch ein bisschen mehr, bis zu den Fingerspitzen, und kehren beim nächsten Ausatmen wieder in die Ausgangsposition zurück.

Wiederholen Sie das zehnmal, abwechselnd mit dem rechten und dem linken Arm.

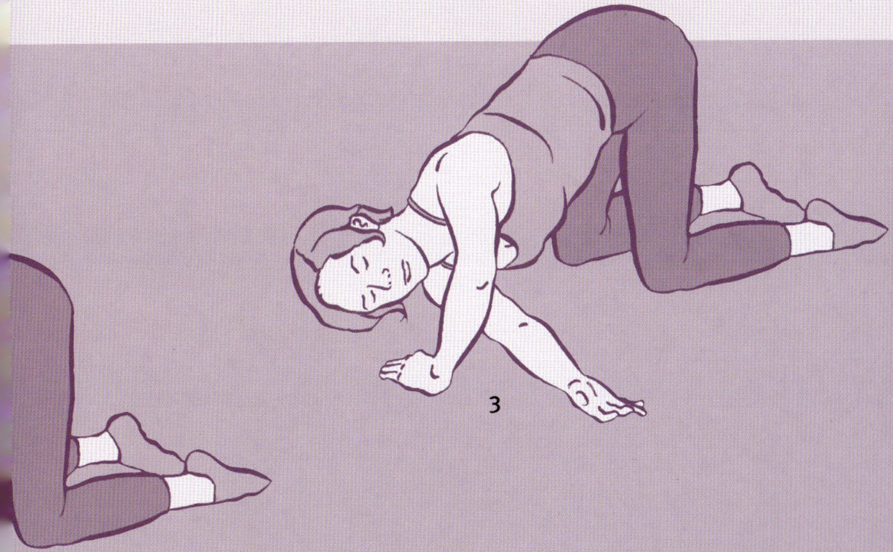

3

10 Trinkender Löwe

Dehnt die Schultern und den oberen und mittleren Rückenbereich

Gehen Sie auf alle Viere und stützen Sie sich auf den Ellbogen ab.

1 Drücken Sie die Hände in Gebetsposition aneinander und atmen Sie ein.

1

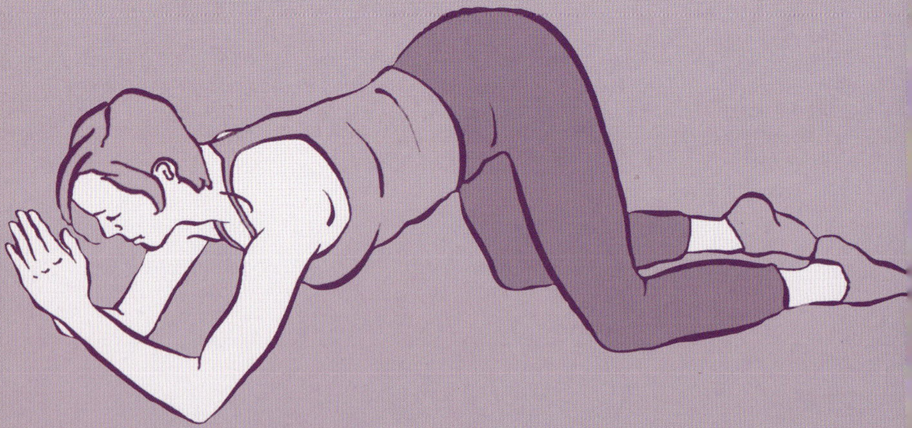

2 Beim Ausatmen lassen Sie Brustkorb und Kinn auf den Boden sinken und strecken Sie Fingerspitzen und Hüften nach oben. Lassen Sie die Hüften nicht in Richtung Fersen zurücksinken. Halten Sie diese Dehnung ein paar Sekunden lang und kehren Sie beim nächsten Einatmen wieder in die Ausgangsposition zurück.

Fünfmal wiederholen.

2

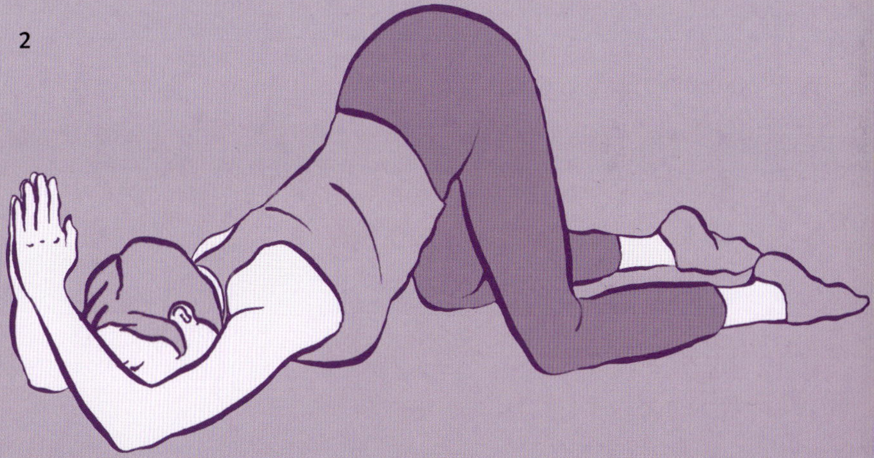

Kreuz

10-MINUTEN-TRAINING

Die meisten Übungen dieses Trainings sind auch in der kompletten Übungssequenz enthalten, bis auf eine (»Beine nacheinander dehnen«), die sich besonders positiv auf das Kreuz auswirkt.

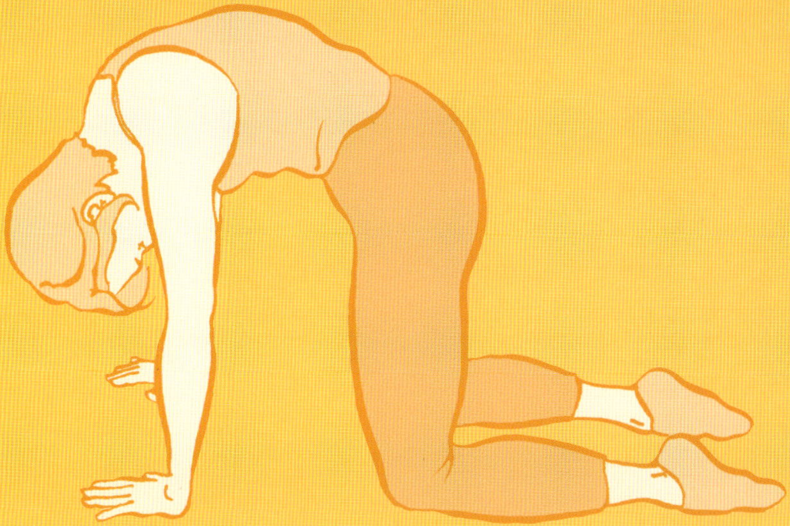

1 Atemarbeit

Aktiviert die tiefen Haltungsmuskeln

Legen Sie sich mit angewinkelten Beinen auf den Rücken. Ihre Füße stehen hüftbreit auseinander, die Arme liegen entspannt an den Seiten. Halten Sie die Schultern locker und lassen Sie Nacken und Steißbein in leicht gedehnter Haltung in die Matte hineinsinken. Diese neutrale Wirbelsäulenposition finden Sie, indem Sie eine Hand in den kleinen Zwischenraum zwischen Ihrem Kreuz und dem Boden schieben. Achten Sie darauf, kein Hohlkreuz zu machen!

1 Atmen Sie langsam durch die Nase ein und ziehen Sie die Luft tief in Ihre Lungen.

1

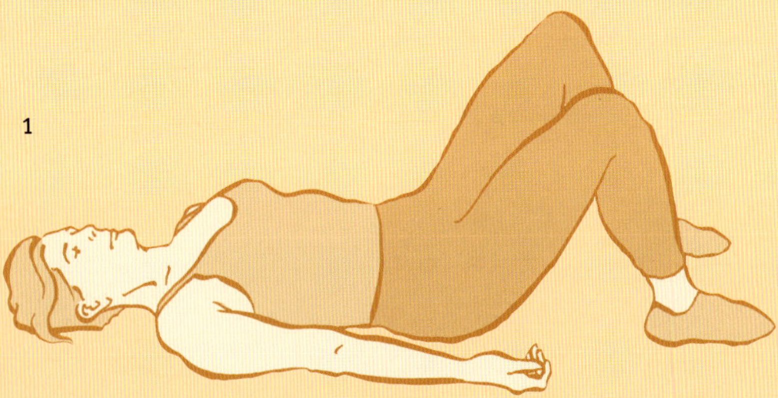

2 Atmen Sie durch den Mund aus, spannen Sie dabei den Beckenboden an und ziehen Sie die Bauchmuskeln ein. Versuchen Sie am Ende des Ausatmens Ihre Rippen zusammenzuziehen.

»Denken« Sie Ihren Bauchnabel zur Wirbelsäule, ohne Ihr Becken zu bewegen oder die Schultern hochzuziehen.

Wiederholen Sie das zehnmal und achten Sie darauf, dabei nicht in eine »Pressatmung« zu verfallen.

- Diese Atemtechnik ist Bestandteil der nun folgenden Übungssequenz.

2

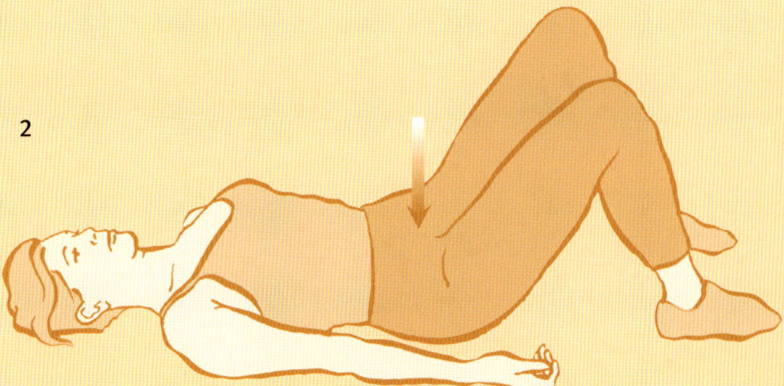

2 Beckenkippen

Mobilisiert Becken und Lendenwirbelsäule, koordiniert Atemarbeit und Bewegung

Das Beckenkippen geht so ähnlich wie die Atemübung auf der vorigen Seite; doch dabei kippt man das Becken leicht vor und zurück.

Legen Sie sich mit angewinkelten Beinen auf den Rücken. Ihre Füße stehen hüftbreit auseinander, die Arme liegen locker an den Seiten. Entspannen Sie Schultern und Wirbelsäule, dehnen Sie Nacken und Steißbein leicht (neutrale Position).

1 Atmen Sie tief ein, ziehen Sie die Atemluft seitlich in den Brustkorb hinein.

1

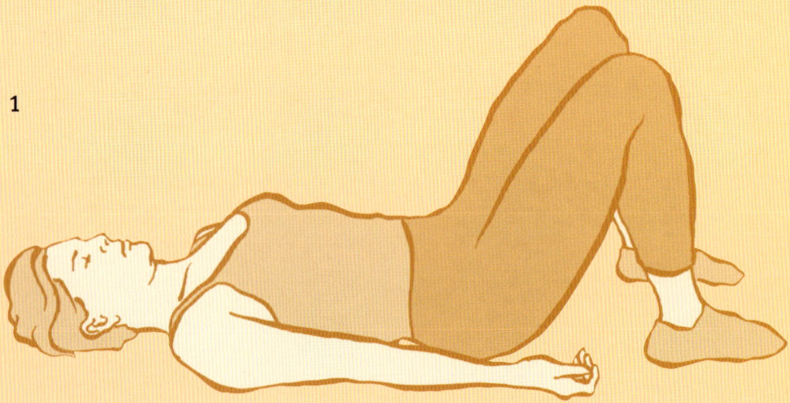

2 Beim Ausatmen spannen Sie Beckenboden und Bauchmuskulatur (nicht die Gesäßmuskeln oder Hüftbeuger) an, ziehen die Bauchmuskeln ein, kippen das Becken in Richtung Bauchnabel und rollen dabei mit dem Steißbein langsam vom Boden ab. Beim Einatmen lassen Sie das Steißbein wieder in die neutrale Position zurücksinken. Achten Sie darauf, dabei kein Hohlkreuz zu machen.

Wiederholen Sie Schritt 2 zehnmal.

2

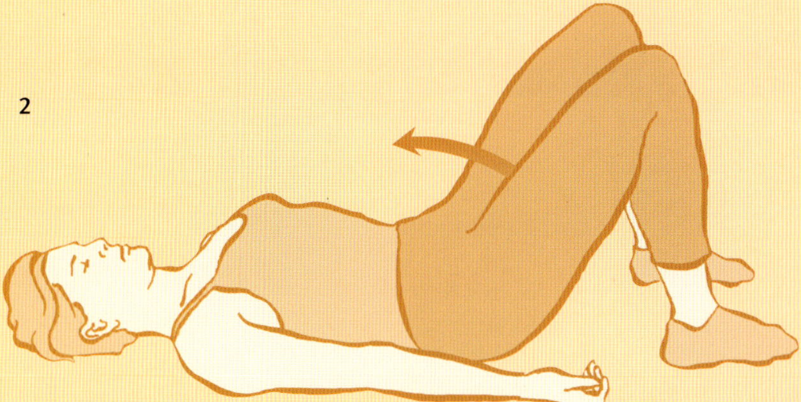

3 Knie auseinanderfallen lassen

Stabilisiert das Becken, mobilisiert die Hüftgelenke

Bei dieser Übung müssen Sie eine Körperseite stabilisieren und die andere mobilisieren.

1 Legen Sie sich mit angewinkelten Beinen in neutraler Position auf den Rücken; Ihre Füße stehen hüftbreit auseinander, die Arme liegen locker an den Seiten. Konzentrieren Sie sich darauf, Ihr Becken während der ganzen Übung in neutraler Position zu halten. Der Nacken bleibt locker und entspannt.

1

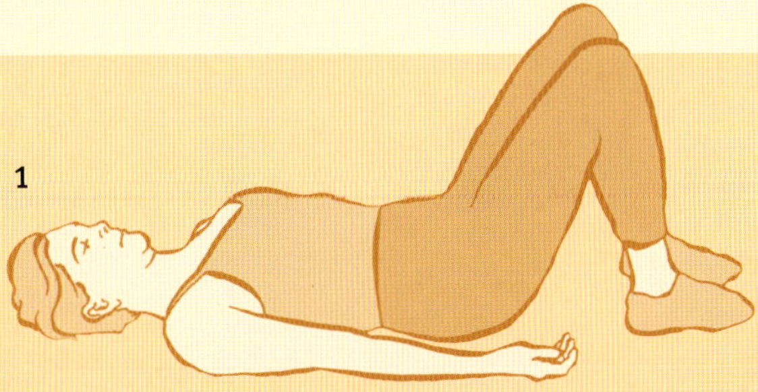

2

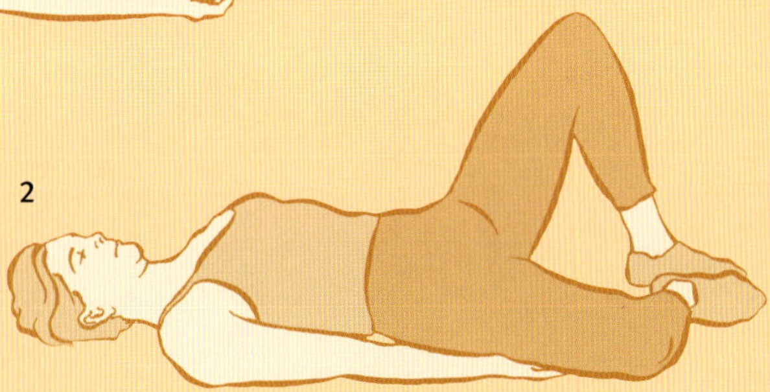

2 Lassen Sie beim Einatmen ein Knie zur Seite fallen. Heben Sie die gegenüberliegende Hüfte dabei nicht vom Boden ab.

3 Beim Ausatmen strecken Sie dieses Bein aus dem Hüftgelenk heraus gerade auf der Matte aus. Achten Sie darauf, kein Hohlkreuz zu machen. Beim Einatmen bleibt das Bein ausgestreckt.

4 Beim Ausatmen ziehen Sie den Bauchnabel ein und winkeln das Bein wieder an wie in der Ausgangsposition. Diese Bewegung geht hauptsächlich von den Bauchmuskeln aus.

Wiederholen Sie diese Übung mit jedem Bein zehnmal.

3

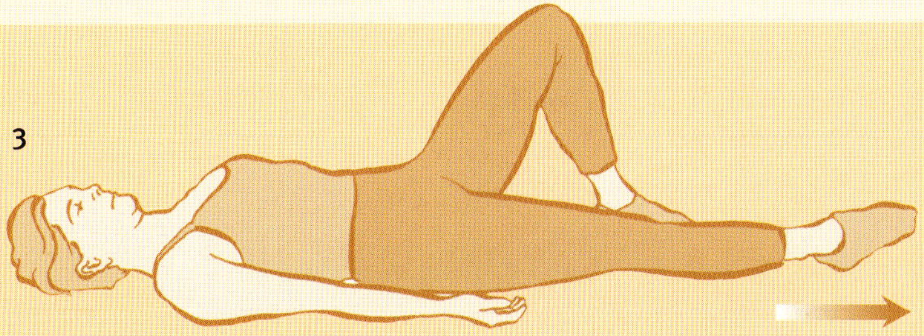

4

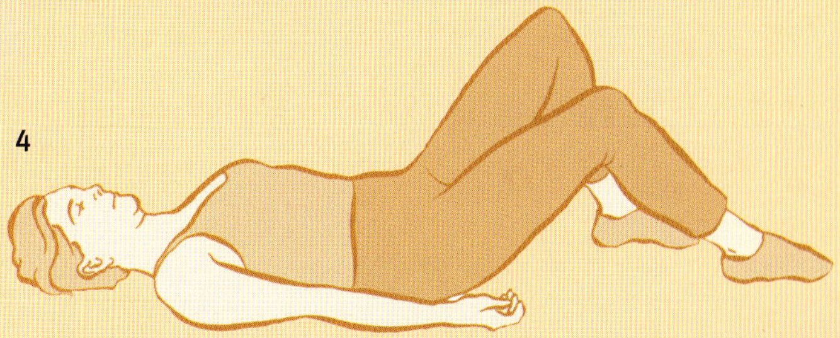

④ Beine nacheinander dehnen

Dehnt den seitlichen und hinteren Hüftbereich

Legen Sie sich auf die rechte Seite.

1 Strecken Sie das linke Bein aus und beugen Sie das rechte Knie, sodass Ihr oberes Bein zusammen mit der Hüfte eine gerade Linie bildet. Strecken Sie den rechten Arm gerade aus (wie unten abgebildet) und legen Sie Ihren Kopf auf den Arm. Legen Sie die linke Hand vor Ihrem Brustkorb auf die Matte und atmen Sie ein.

1

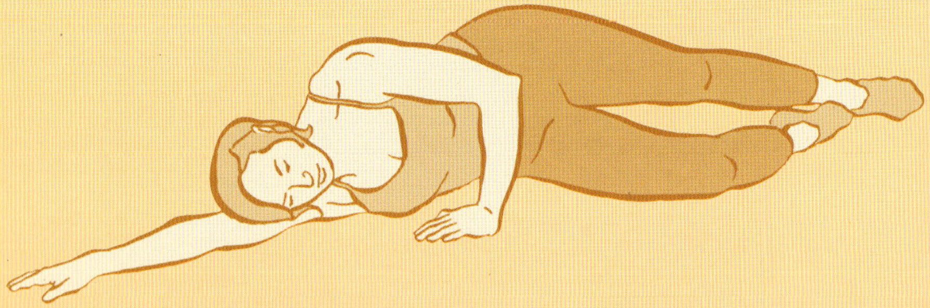

2 Beim Ausatmen dehnen Sie Ihr linkes Bein nach unten von der Schulter weg. Halten Sie das Bein dabei gerade und bleiben Sie mit dem Fuß auf der Matte. Ihre linke Hüfte dehnt sich mit der Bewegung des Beins nach unten, sodass die umliegenden Muskeln gelockert werden. Beim Einatmen lassen Sie die Hüfte sanft wieder in die Ausgangsposition zurückgleiten.

Wiederholen Sie das zehnmal und machen Sie dann das Gleiche mit dem anderen Bein.

2

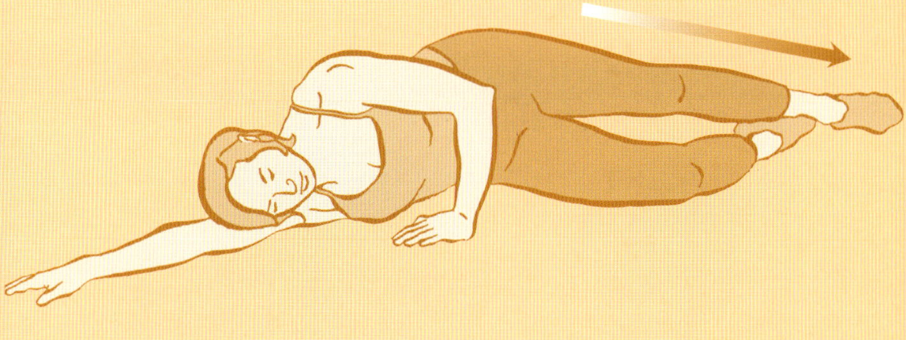

5 Katze

Mobilisiert und dehnt die Wirbelsäule, stabilisiert die Schultern

Gehen Sie auf alle Viere und stützen Sie Ihre Hände unter den Schultern auf dem Boden ab. Knie und Hüften bilden eine Linie.

1 Schauen Sie nach unten, sodass Kopf und Nacken sich auf gleicher Höhe befinden. Ziehen Sie die Schultern von den Ohren weg, dehnen Sie Ihre Wirbelsäule in beiden Richtungen und atmen Sie tief in den Brustkorb hinein.

1

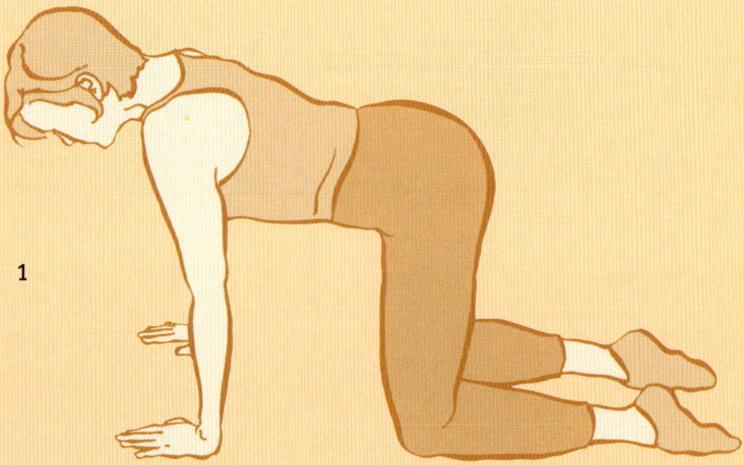

2 Beim Ausatmen spannen Sie den Beckenboden an, ziehen die Bauchmuskeln ein und krümmen den Rücken nach oben. Sobald Sie Ihre Wirbelsäule so weit wie möglich nach oben durchgedrückt haben, atmen Sie ein und drücken die Hände sanft in die Matte hinein, um die Dehnung zu verstärken. Beim Ausatmen kehren Sie in die Ausgangsposition zurück.

Zehnmal wiederholen.

2

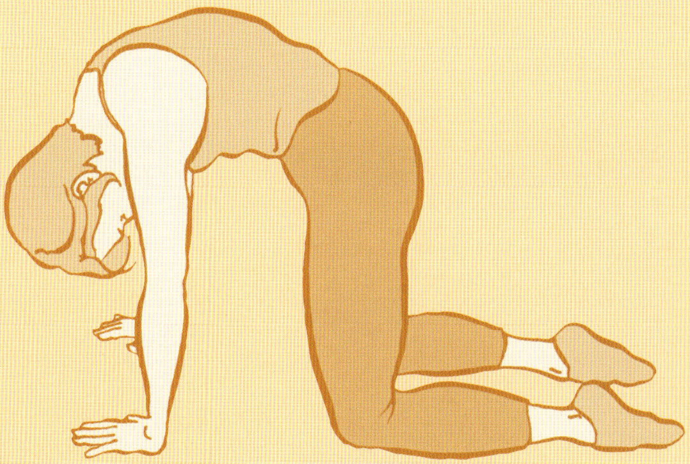

6 Supermann

Stabilisiert die Schulterblätter, stärkt Bauch- und Rückenmuskeln, trainiert Achillessehnen und Gesäßmuskulatur

Gehen Sie auf alle Viere und stützen Sie Ihre Hände unter den Schultern auf dem Boden ab. Knie und Hüften bilden eine Linie.

1 Schauen Sie nach unten, sodass Kopf und Nacken sich auf gleicher Höhe befinden. Ziehen Sie die Schultern von den Ohren weg, dehnen Sie Ihre Wirbelsäule in beide Richtungen und atmen Sie tief ein.

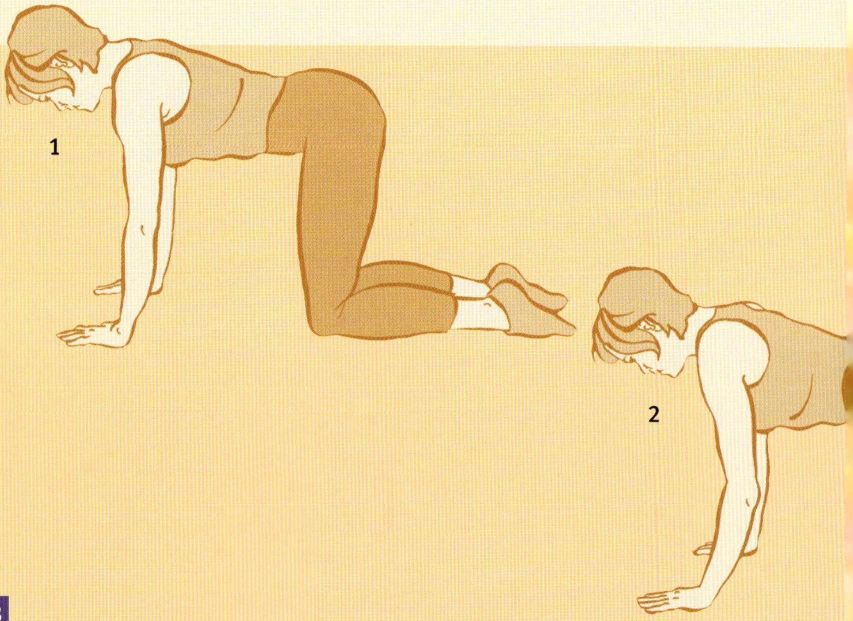

2 Beim Ausatmen spannen Sie den Beckenboden an und drücken die Bauchmuskeln zur Wirbelsäule. Strecken Sie das rechte Bein gerade nach hinten. Ihr Gewicht bleibt dabei gleichmäßig auf beide Hüften verteilt. Beim Einatmen bleiben Sie in dieser Position.

3 Beim nächsten Ausatmen heben Sie die linke Hand; beim Einatmen kehren Sie wieder in die Ausgangsposition (Schritt 1) zurück.

Zehnmal wiederholen (abwechselnd mit dem rechten und dem linken Bein).

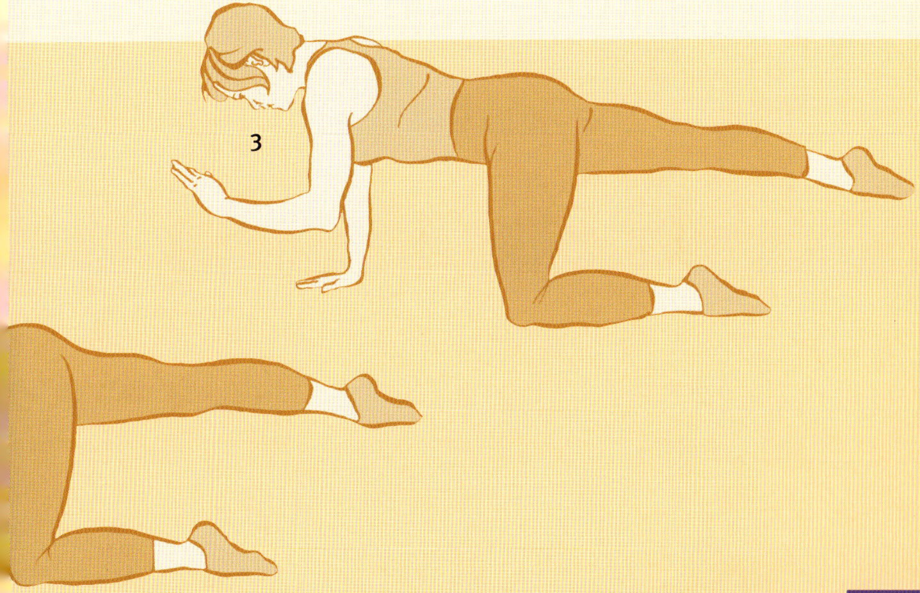

7 Stern

Kräftigt die Muskulatur in der Körpermitte, dehnt die Wirbelsäule, trainiert Achillessehnen und Gesäßmuskeln

Legen Sie sich mit dem Gesicht nach unten auf den Bauch. Ihre Beine liegen hüftbreit auseinander.

1 Strecken Sie die Arme in schulterbreitem Abstand vor sich aus und legen Sie die Handflächen auf die Matte. Schauen Sie nach unten, um

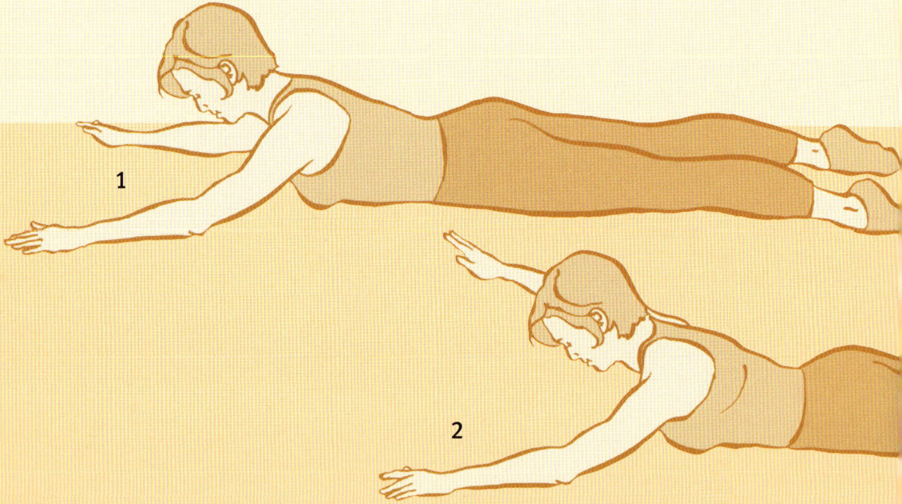

Ihren Nacken zu dehnen, und ziehen Sie beim Einatmen die Schultern in Richtung Hüften.

2 Beim Ausatmen spannen Sie den Beckenboden an und ziehen den Nabel ein. Gleichzeitig heben und dehnen Sie den rechten Arm und das linke Bein. Heben Sie die Hüften dabei nicht von der Matte ab. Beim Einatmen lassen Sie Arm und Bein wieder auf die Matte sinken.

3 Wiederholen Sie Schritt 2 mit dem linken Arm und dem rechten Bein.

Fünfmal wiederholen.

3

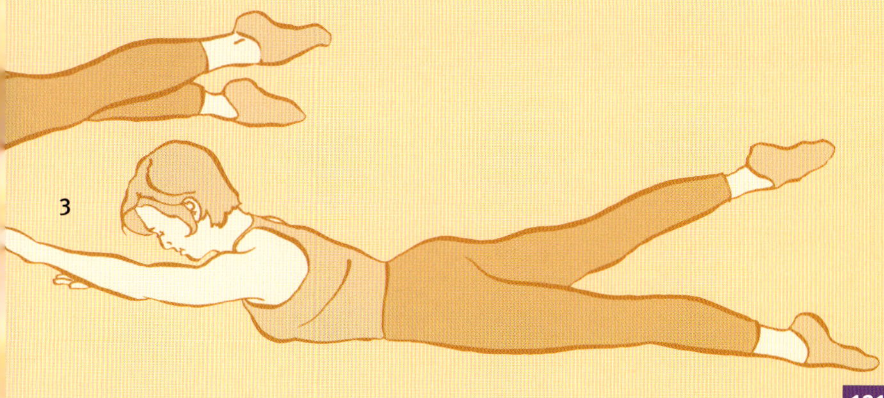

8 Gesäßmuskeldehnung

Dehnt Gesäßmuskeln, Taille und Hüften

Achtung: Falls Sie Knieprobleme haben, sollten Sie bei dieser Übung sehr vorsichtig sein.

Setzen Sie sich mit gekreuzten Beinen auf die Matte.

1 Lassen Sie die Knie locker nach außen sinken und stützen Sie sich mit den Händen nach vorne ab. Atmen Sie tief ein.

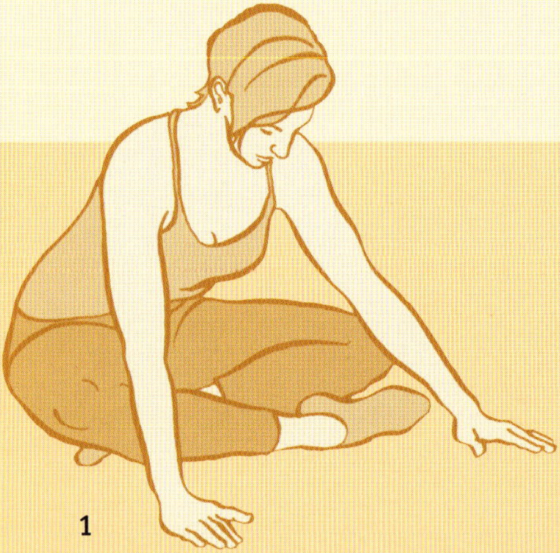

1

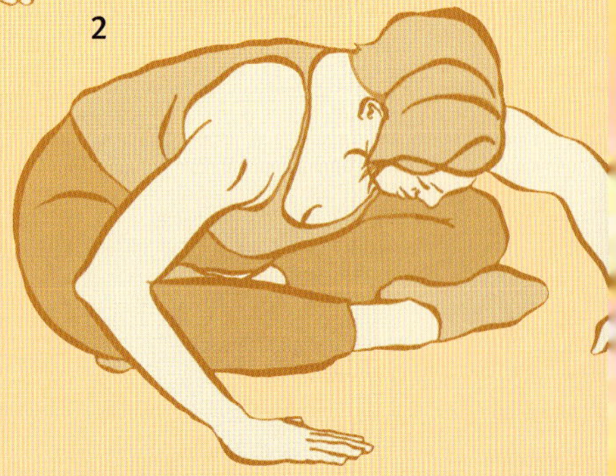

2

2 Beim Ausatmen lehnen Sie sich aus den Hüften heraus nach vorne und winkeln die Ellbogen an. Bleiben Sie fünf tiefe Atemzüge lang in dieser Haltung und ziehen Sie die Bauchmuskeln dabei sanft ein.

3 Drehen und dehnen Sie Ihren Oberkörper zum linken Knie hin. Die rechte Gesäßbacke bleibt dabei auf der Matte. Bleiben Sie wieder fünf tiefe Atemzüge lang so; dann kreuzen Sie die Beine andersherum und wiederholen die Übung zur rechten Seite hin.

- **FORTGESCHRITTENE VARIANTE** Legen Sie den linken Fußknöchel auf das rechte Knie (*siehe unten*), um Ihren Körper noch mehr zu dehnen.

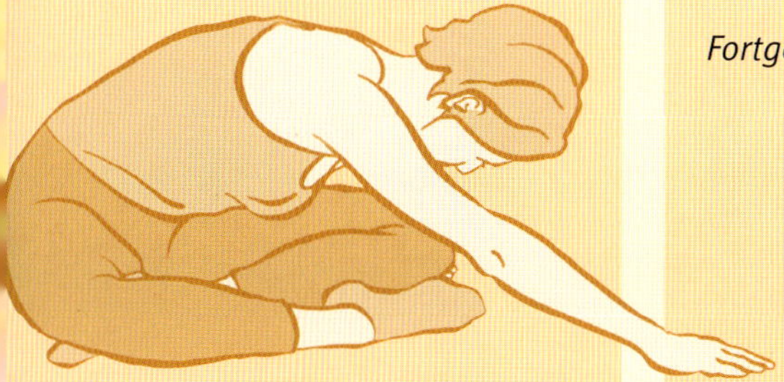

3

Fortgeschrittene Variante

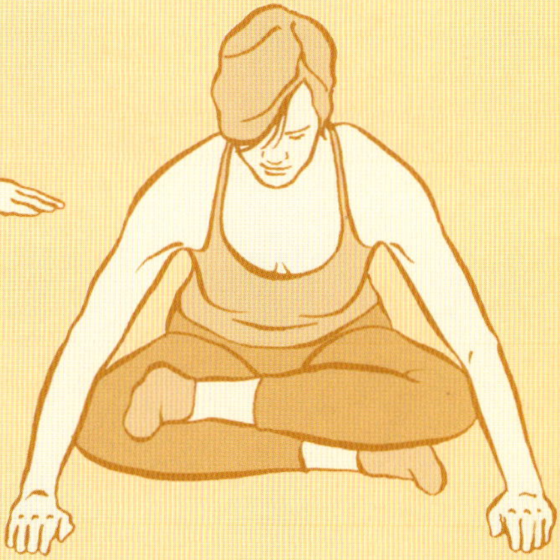

9 Hüftdehnung

Dehnt die Hüftbeuger und die Vorderseiten der Oberschenkel

Knien Sie sich auf die Matte.

1 Stellen Sie das linke Bein so auf, dass es einen rechten Winkel bildet. Schieben Sie das rechte Bein nach hinten und stützen Sie sich mit beiden Händen auf dem linken Knie ab. Atmen Sie ein. Beim Ausatmen schieben Sie die Hüften nach vorne, heben den Brustkorb an und ziehen die Bauchmuskeln ein. Halten Sie diese Dehnung fünf tiefe Atemzüge lang.

1

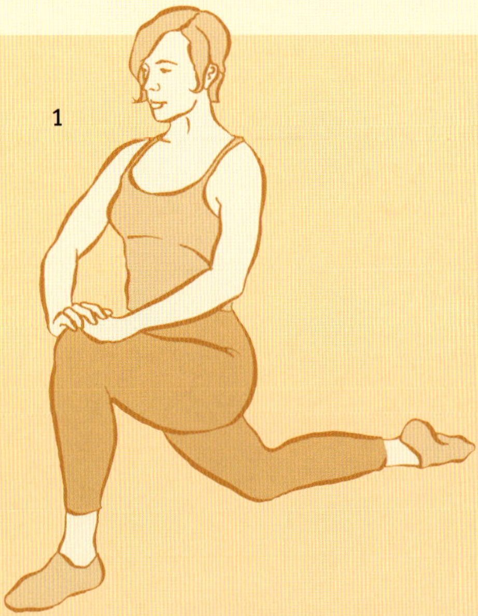

2 Heben Sie den rechten Arm aus der Taille heraus nach oben und strecken Sie den linken Arm an der Innenseite des linken Knies vorbei zum Boden hin. Beim Ausatmen strecken Sie die Arme in umgekehrter Richtung aus und atmen fünfmal langsam und tief ein. Ziehen Sie bei jedem Ausatmen die Bauchmuskeln ein.

Dann wiederholen Sie die Übung zur anderen Seite hin.

2

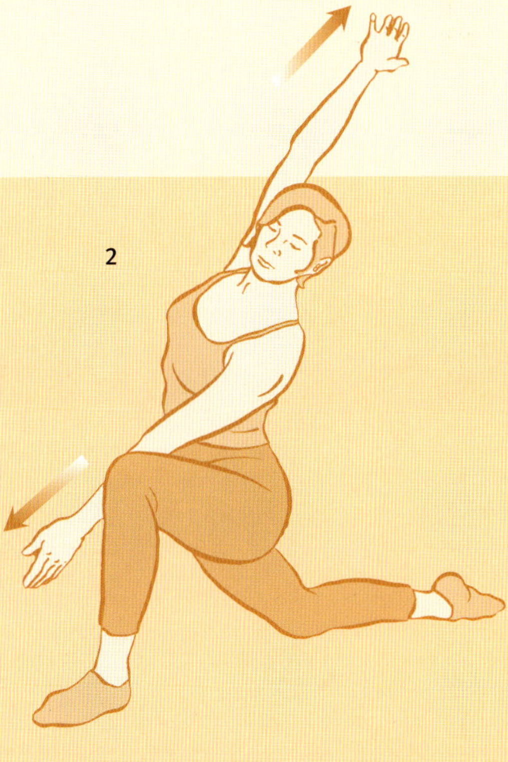

10 Seitendehnung im Stehen

Dehnt die Seiten der Taille

Stellen Sie sich aufrecht hin. Ihre Füße stehen hüftbreit auseinander.

1 Strecken Sie den linken Arm nach oben und den rechten Arm nach unten. Atmen Sie ein.

1

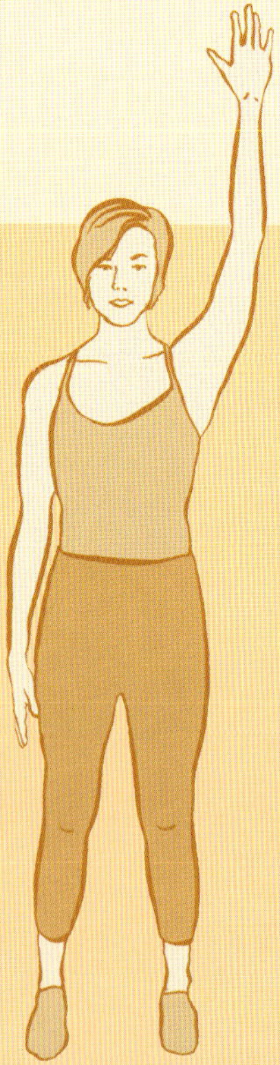

2 Beim Ausatmen bewegen Sie Ihren linken Arm über den Kopf hinweg nach rechts. Konzentrieren Sie sich dabei auf die Dehnung zwischen linkem Fuß und linker Hand und spannen Sie die Bauchmuskeln an. Fünfmal wiederholen.

3 Anschließend wiederholen Sie die gleiche Bewegung fünfmal mit dem rechten Arm.

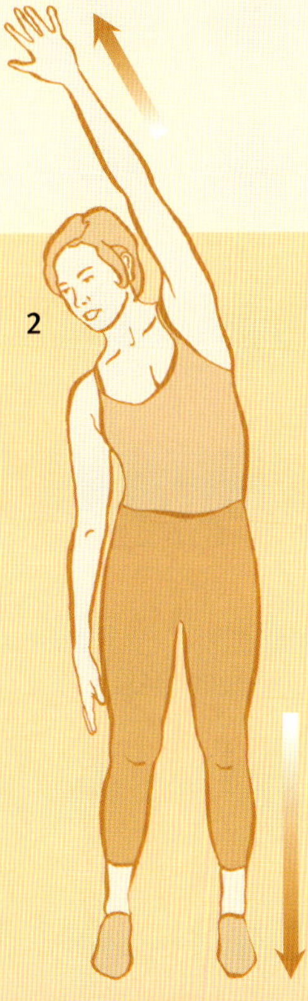

2

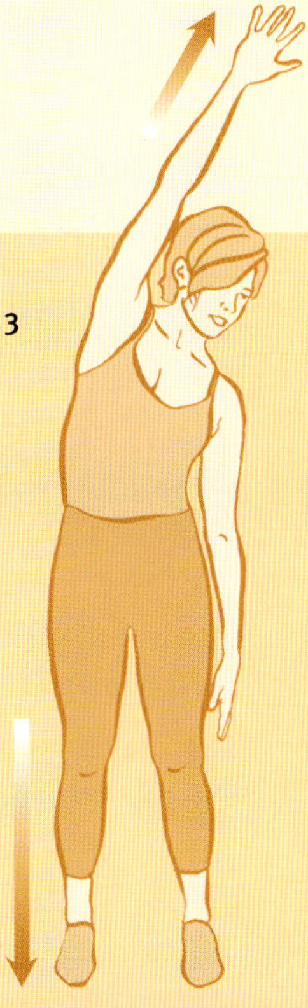

3

ÜBER DIE AUTORIN

Mina Stephens verfügt über mehr als zwanzig Jahre Pilates-Erfahrung. Während ihrer Tätigkeit als professionelle Tänzerin in New York wurde sie von den angesehenen Pilates-Lehrern Romana Kryzanowska und Sean P. Gallagher ausgebildet. Dann führte ihre Karriere sie als Tänzerin nach Paris, bis sie sich schließlich in London niederließ. Sie absolvierte ihr Pilates-Lehrdiplom bei Dominique Jansen im »Pilates off the Square«, einem von der Pilates Foundation akkreditierten Studio. Inzwischen leitet sie ihr eigenes Pilates-Studio »Pilates @ Float« in Notthing Hill, wo sie hauptsächlich mit Privatpersonen arbeitet. Mina Stephens ist auch als Reiki-Heilerin tätig, was ihre Pilates-Ausbildung bei internationalen Experten zu ihrem ganzheitlichen, rehabilitativen Ansatz erweitert hat.

ÜBER DEN BERATER

Sean Durkan hat den Abschluss »Bachelor of Science« an der Londoner School of Osteopathy absolviert und ist Mitglied des General Osteopathic Council. Er praktiziert seit sieben Jahren in London und behandelt auch Profisportler. Zu seinen Patienten gehören außerdem viele Schauspieler und Musiker. Auch Durkan verfolgt bei seiner Tätigkeit als Osteopath einen ganzheitlichen Ansatz: Er kümmert sich nicht nur um die Körperhaltung seiner Patienten, sondern auch um deren Ernährungsgewohnheiten und allgemeinen Lebensstil. Pilates und Yoga gehören zu seinen persönlichen Interessen.

DANKSAGUNG

Ich bedanke mich bei meinen Eltern für ihre ungeheuer große Liebe und Unterstützung.